100 Medizin-Mythen

Wissenschafter beantworten wichtige Fragen zu Mitteln und Methoden rund um die Gesundheit

Gesundheitstipp **RATGEBER**

Autoren:
Die Autorinnen und Autoren sind Mitarbeiter des österreichischen Online-Services Medizin-transparent.at. Dieser ist ein Projekt der österreichischen Cochrane-Zweigstelle. Die Cochrane Collaboration ist ein weltweites Netz von Wissenschaftern und Ärzten, das zum Ziel hat, medizinische Therapien systematisch zu bewerten. Die Herausgabe des Buches wurde unterstützt durch die österreichische Bundesgesundheitsagentur und den Gesundheits- und Sozialfonds von Niederösterreich.

© Verein für Konsumenteninformation, Wien und Konsumenteninfo AG, Zürich
Alle Rechte vorbehalten
1. Auflage, Juli 2015

Autoren: Bernhard Matuschak, Bernd Kerschner, Jörg Wipplinger
Mitarbeit: Claudia Christof, Christoph Hahn,
Julia Harlfinger, Angelika Kny, Katharina Regnat
Produktion: Heini Lüthy
Layout: Adrian Ulrich, Beat Fessler
Korrektorat: Esther Mattille
Foto: iStock

Bestelladresse:
Gesundheitstipp-Ratgeber
Postfach 277, 8024 Zürich

ratgeber@gesundheitstipp.ch
www.gesundheitstipp.ch

ISBN: 978-3-907599-31-0

Vorwort

100 Medizin-Mythen

Ob in Medienberichten und Inseraten oder Erzählungen von Bekannten – wir lesen und hören immer wieder von neuen vermeintlichen Wundermitteln und Behandlungen für alle möglichen Krankheiten und Leiden. Für Konsumentinnen und Konsumenten ist es aber kaum möglich zu prüfen, ob diese tatsächlich helfen. Oft haben solche Tabletten und Therapien nur eine Wirkung: die auf das Portemonnaie. Meldungen über scheinbar gesundheitsschädliche Lebensmittel und Behandlungen lassen zusätzlich aufhorchen und tragen zur Verunsicherung bei.

Hier will dieses Buch eine Orientierung geben. Österreichische Wissenschafterinnen und Wissenschafter haben Wirkstoffe, Verfahren und Therapien genau unter die Lupe genommen. Sie geben Antworten auf hundert Fragen, die auch Sie sich vielleicht schon einmal gestellt haben, wie zum Beispiel: Welches Mittel hilft gegen Cellulite? Schützt Aspirin vor Krebs? Ist ein Glas Rotwein pro Tag tatsächlich gesund?

Die Autoren orientieren sich streng an wissenschaftlichen Studien zu der jeweiligen Fragestellung und treffen ihre Aussagen evidenzbasiert. Das heisst, sie beurteilen die Wirksamkeit der Mittel und Behandlungen danach, ob sie gemäss den verwendeten Studien für die Patientinnen und Patienten tatsächlich wirksam sind.

Zu ihrer Arbeitsweise gehört zudem, dass sie die Beweislage offenlegen und bewerten. Dass sie also darauf hinweisen, ob eine Behauptung wissenschaftlich gut begründet ist oder nicht. Diese Bewertung sagt nur aus, wie wahrscheinlich es ist, dass eine Behandlung überhaupt den beschriebenen Effekt hat oder nicht, nicht aber, wie gross dieser Behandlungseffekt ist. Sie hat auch nichts mit einer positiven oder negativen Bewertung der Behandlung zu tun.

Was bedeuten die Bewertungen?

Unzureichend: Es ist unklar, ob die Behandlung wirkt oder sicher ist. Die wissenschaftliche Beweislage für die Einschätzung ist unzureichend oder Studien dazu fehlen.

Niedrig: Die Faktenlage ist nicht gut abgesichert. Für eine Einschätzung des Behandlungseffektes beziehungsweise der Sicherheit sind weitere, gut ausgeführte Studien notwendig.

Mittel: Die Faktenlage ist einigermassen gut abgesichert. Für eine bessere Einschätzung des Behandlungseffektes beziehungsweise der Sicherheit sind weitere, gut ausgeführte Studien notwendig.

Hoch: Die Faktenlage ist sehr gut abgesichert. Es ist unwahrscheinlich, dass neue Studien die Einschätzung des Behandlungseffektes beziehungsweise der Sicherheit verändern würden.

Zürich, Juli 2015
Verlag

Inhalt

A

- 8 Abnehmen/Cryolipolyse
- 10 Abnehmen/Exadipin
- 12 Abnehmen/HCG-Hormon
- 14 ADHS/Omega-3- und Omega-6-Fettsäuren
- 16 Alzheimer/Aluminium
- 18 Alzheimer/Kaffee
- 20 Alzheimer/Kupfer
- 22 Alzheimer/Nahrungsergänzungsmittel
- 24 Antiaging/Coenzym Q10
- 26 Antiaging/Vitamin E
- 28 Arthrose/Gelenkkapseln
- 30 Asthma/Luftionen
- 32 Asthma/Wasserfall

B

- 34 Bluthochdruck/Knoblauch
- 36 Bluthochdruck/Salz
- 38 Brustkrebs/Deos

C

- 40 Cellulite/ Verschiedene Mittel
- 42 Cholesterin/Eier
- 44 Cholesterin/Zimt

D

- 46 Darmkrebs/Koloskopie
- 48 Demenz/Eier
- 50 Depressionen/Lichttherapie
- 52 Depressionen/Probiotische Joghurts
- 54 Depressionen/Sport
- 56 Diabetes/Süssstoff
- 58 Diabetes/Zucker
- 60 Durchfall/Probiotika

E

62 Erkältung/Echinacea
64 Erkältung/Pelargonien-Extrakt
66 Erkältung/Vitamin C

G

68 Gastritis/Broccoli
70 Gebärmutterhalskrebs/HPV-Impfung
72 Gelenk- und Muskelverletzungen/Kinesio-Tape
74 Generika/Wirksamkeit
76 Gesundheit/Amalgam
78 Gesundheit/Bio
80 Gesundheit/Energiesparlampen
82 Gesundheit/Fluorid
84 Gesundheit/Genmais
86 Gesundheit/Kaiserschnitt
88 Gesundheit/Kosmetika
90 Gesundheit/Lippenstift
92 Gesundheit/Mangostanfrucht
94 Gesundheit/Mikrowelle
96 Gesundheit/Muttermilch
98 Gesundheit/Nanosilber
100 Gesundheit/Rauchen
102 Gesundheit/Rotwein
104 Gesundheit/Schüssler-Salze
106 Gesundheit/Veganismus
108 Gesundheit/Vorsorgeuntersuchung
110 Grippe/Impfung

H

112 Herzinfarkt/Feinstaub
114 Herzinfarkt/Olivenöl
116 Herz-Kreislauf-Erkrankungen/Mediterrane Ernährung
118 Herz-Kreislauf-Erkrankungen/Omega-3-Fettsäuren
120 Herzprobleme/Energydrinks
122 Heuschnupfen/Akupunktur
124 Hirnentzündung und Masern/Impfung
126 Husten/Thymian

I

128　Infektionskrankheiten/Impfung

K

130　Kindstod, plötzlicher/Stillen als Prävention
132　Knieschmerzen/Arthroskopie
134　Kopfweh/Trinken
136　Krampfadern/Superkleber
138　Krebs/Apigenin
140　Krebs/Aspirin
142　Krebs/Betacarotin
144　Krebs/Grüntee
146　Krebs/Ketogene Diät
148　Krebs/Kurkuma
150　Krebs/Misteln
152　Kurzsichtigkeit/Augentraining

L

154　Lebenserwartung/Multivitaminpräparate

M

156　Migräne/Akupunktur
158　Migräne/Sport
160　Muskelaufbau/Elektrische Muskelstimulation
162　Muskelaufbau/Power Plate
164　Muskelschwäche Sarkopenie/Nahrungsergänzungsmittel

N

166　Nahrungsmittelunverträglichkeit/Glutamat

P

168　Parkinson/Musiktherapie

R

170　Rheumatismus/Fischöl
172　Rheumatismus/Wilfords Dreiflügelfrucht
174　Rückenschmerzen/Yoga

S

- 176 Schlaflosigkeit/Hopfen
- 178 Schlaflosigkeit/Vollmond
- 180 Schmerzen/Akupunktur
- 182 Schmerzen/Chili
- 184 Schmerzen/Meditation
- 186 Schmerzen/Schröpfen
- 188 Schmerzen, chronische/Vitamin D
- 190 Schwangerschaft/Kaffee
- 192 Schweinegrippe/Tamiflu
- 194 Stress/Meditation

T

- 196 Thrombose/Kompressionsstrümpfe

U

- 198 Übergewicht/Alkohol
- 200 Übergewicht/Schlafmangel
- 202 Übergewicht/Light-Getränke

W

- 204 Wundheilung/Honig

Z

- 206 Zähne/Ölziehen

Anhang

- 208 Verlässliche Informationen für Patientinnen und Patienten
- 211 Quellenangaben

Abnehmen
Cryolipolyse

• •

Lässt sich der Körperfettanteil durch Cryolipolyse wirksam reduzieren

• • • • • • • • • • • • • • • • • • • •

Die Wirksamkeit der Cryolipolyse ist wissenschaftlich nicht bewiesen.

Beweislage unzureichend niedrig mittel hoch

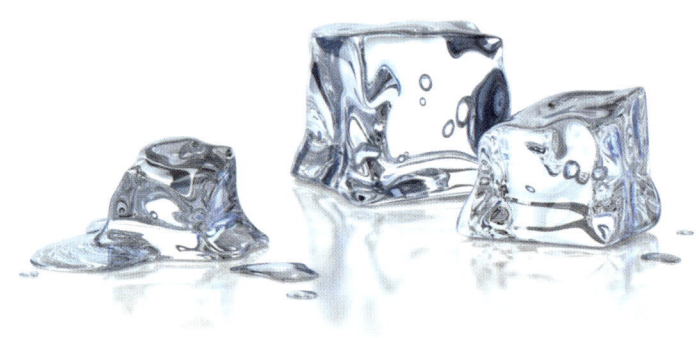

Es hört sich so einfach und vor allem mühelos an: Anstatt Hüftgold und Bauchfett mit anstrengenden Fitnessübungen und gesunder Ernährung zu Leibe zu rücken, soll eine einfache Kältebehandlung dem Körper ästhetischere Formen verleihen. Cryolipolyse heisst das Zauberwort, wenn es ums Abspecken geht. Überschüssiges Fett soll dabei durch niedrige Temperaturen quasi weggeschmolzen werden.

Auf die Idee kamen Wissenschafter durch ein Phänomen, das bei kleinen Kindern auftreten kann, wenn sie Eis lutschen. In seltenen Fällen entzündet sich nach dem Eiskonsum das Unterhautfettgewebe der Wangen. Mediziner bezeichnen dieses Phänomen als Kälte-Panniculitis. Ob dies funktioniert, um auch die Kilos purzeln zu lassen, ist allerdings bislang wissenschaftlich nicht bewiesen. Dazu veröffentlichte Studien sind äusserst mangelhaft. In drei Untersuchungen wurden anhand von Fotografien beziehungsweise Messungen der Fettfaltendicke Vorher-nachher-Vergleiche durchgeführt. Dabei wurde ein Abnehmeffekt beobachtet.

Ob die Verbesserungen der Figur nach mehreren Monaten Behandlung allerdings tatsächlich auf die Kältebehandlung zurückzuführen sind, konnte nicht zweifelsfrei festgestellt werden. Die Autoren hatten keine unbehandelte Vergleichsgruppe in die Studie aufgenommen. Ausserdem haben sie es unterlassen, abzuklären, ob die teilnehmenden Personen nebenbei zusätzlich Diät gehalten oder etwa aufgrund sportlicher Betätigung abgenommen hatten. Bei zwei der drei Studien kann zudem der Verdacht auf Voreingenommenheit nicht ausgeschlossen werden. Die beurteilenden Studienleiter wussten nämlich im Vorhinein, welche der Fotos vor und welche nach der Behandlung aufgenommen worden waren. In die dritte Studie gingen aus nicht näher genannten Gründen nur die Ergebnisse von sechs der zehn behandelten Personen ein. Ebenfalls ein Manko war, dass übergewichtige Personen bewusst von den Studien ausgeschlossen waren.

Abgesehen von der Zweifelhaftigkeit der Ergebnisse sollte berücksichtigt werden, dass die Anwendung der Cryolipolyse beträchtliche Nebenwirkungen haben kann. Bei diesem Verfahren wird die Hautoberfläche mit Vakuum angesaugt und dann bis zu 60 Minuten lang auf Temperaturen zwischen minus fünf und plus fünf Grad abgekühlt. Das kann äusserst schmerzhaft sein. Weiter kommt es häufig zu wochenlang anhaltenden Rötungen und Taubheitsgefühlen. Gelegentlich auftretende Veränderungen der Berührungsempfindlichkeit an der behandelten Stelle können bis zu zwei Monate anhalten. Wissenschafter gehen zudem davon aus, dass Leber- und Blutfettwerte durch den Abbau der abgestorbenen Fettzellen ungünstig beeinflusst werden. Dadurch könnten die Werte des «guten» HDL-Cholesterins über einige Wochen absinken.

LITERATURNACHWEIS AUF SEITE 213 / BILD: ISTOCK

Abnehmen
Exadipin

Hilft ein Extrakt der Pflanze Salacia reticulata in Kombination mit Vitamin D (Exadipin) beim Abnehmen **?**

Es gibt keine Studien zur gewichtsreduzierenden Wirkung dieser Wirkstoffkombination oder von Salacia-Extrakt allein. Die Einnahme von Vitamin D scheint beim Abnehmen nicht hilfreich zu sein.

Beweislage **unzureichend** niedrig mittel hoch

Exadipin ist der Markenname eines als Schlankheitsmittel vermarkteten Produkts aus Österreich. Es enthält Vitamin D und den Wurzelextrakt von Salacia reticulata, einer indischen Pflanze, die in der ayurvedischen Medizin zur Behandlung von Rheuma oder Asthma angewendet wird. Beide Komponenten sollen auf natürliche Weise den Stoffwechsel regulieren und unerwünschte Fettpolster beseitigen.

Es existiert jedoch keine Studie, in der untersucht wurde, ob die Kombination aus Vitamin D und Salacia reticulata bei der Gewichtsreduktion hilft. Zu beiden Komponenten gibt es zwar jeweils Studien, aber auch diese liefern zu wenig Hinweise, dass sich mit Vitamin D oder Salacia allein Gewicht reduzieren lässt. Einige Inhaltsstoffe von Salacia reticulata (Kotalanol, Salacinol, Mangiferin) können im Reagenzglas die Verdauung von Zuckern verhindern. Würde das auch im Organismus funktionieren, würde der Körper weniger Kohlenhydrate aufnehmen und zu Fett umwandeln. So weit die Theorie.

In der Praxis wurden Studien mit Salacia-Extrakten bisher fast ausschliesslich an Ratten oder Mäusen durchgeführt. Ob der Pflanzenextrakt Menschen beim Abnehmen helfen kann, wurde bisher wissenschaftlich nie untersucht. In der ayurvedischen Medizin wird Salacia reticulata auch zur Behandlung von Diabetes verwendet. In einer Studie wurde die Wirkung von Salacia-Extrakt auf den Blutzuckerspiegel bei Typ-2-Diabetikern (Altersdiabetes) untersucht. Diese weist jedoch Fehler auf und ist wenig aussagekräftig, zudem war die Anzahl der Studienteilnehmer mit 51 sehr klein.

Der zweite Inhaltsstoff von Exadipin ist Vitamin D. Dieses soll die Gewichtsreduktion zusätzlich unterstützen. Eine Studie mit 454 Teilnehmern, bei der Vitamin D über 12 Monate eingenommen wurde, zeigte allerdings, dass dem nicht so ist. Dass es an wissenschaftlichen Belegen mangelt, bedeutet jedoch nicht zwingend, dass das Präparat nicht wirkt. Um die Wirksamkeit nachweisen zu können, sind weitere und bessere Studien nötig.

Salacia reticulata hat, wie auch andere Medikamente, die die Aufnahme und Verdauung von Kohlenhydraten hemmen, Nebenwirkungen wie Blähungen oder Durchfall.

Eine medikamentöse Behandlung von Übergewicht ist nur dann sinnvoll, wenn die Beschwerden des übergewichtigen Patienten so gross sind, dass die Nebenwirkungen des Medikaments vernachlässigbar wären. Wer langfristig und auf gesundem Weg abnehmen möchte, sollte eine fettreduzierte beziehungsweise kalorienarme Ernährung wählen. Ausserdem ist Bewegung sehr wichtig. Empfohlen wird ein moderates und regelmässiges Bewegungstraining von 10 bis 30 Minuten an drei Tagen pro Woche.

LITERATURNACHWEIS AUF SEITE 213

Abnehmen
HCG-Hormon

• • • • • • • • • • • • • • • • •

Bewirkt eine Behandlung mit dem hCG-Hormon eine Gewichtsreduktion

• • • • • • • • • • • • • • • •

Für eine solche Wirkung gibt es keine Hinweise.

Beweislage unzureichend niedrig **mittel** hoch

Um gezielt Fettdepots an Bauch, Hüfte und Oberschenkeln zu reduzieren, soll unter anderem eine Injektionskur mit dem Hormon hCG (humanes Choriongonadotropin) eine wirkungsvolle Methode sein. Die Behandlung geht auf eine vom britischen Arzt Albert Simeons im Jahr 1954 aufgestellte Theorie zurück. Demnach soll die tägliche Injektion des Hormons hCG während der 3- bis 6-wöchigen Behandlung – bei einer Nahrungsaufnahme von höchstens 500 kcal pro Tag – zu einer signifikanten Gewichtsreduktion führen. Die sogenannte Simeons-Therapie soll zudem diätbedingte Hunger- und Erschöpfungsgefühle unterdrücken und gezielt Fett an Stellen abbauen, die relativ resistent gegenüber Diäten sind. Begründet wird die Wirkung des Hormons (welches natürlicherweise im Körper schwangerer Frauen produziert wird) mit dessen angeblichem Einfluss auf die Fettverbrennung. So soll hCG im Falle einer Hungerperiode die Energieversorgung für den heranwachsenden Fötus durch die Verwertung der beschriebenen Fettdepots sicherstellen.

Für die von Simeons aufgestellten Behauptungen existieren keine seriösen wissenschaftlichen Nachweise. Es gibt keinen Hinweis darauf, dass hCG-Injektionen eine Gewichtsreduktion bewirken, den Abbau von Fett an bestimmten Körperstellen veranlassen oder Hungergefühle und Unwohlsein während der Diät unterdrücken können. Es gibt eine einzige Studie, in der ein signifikanter Gewichtsverlust durch die Simeons-Therapie festgestellt wurde. Allerdings ergab eine andere Studie derselben Forschergruppe keine solche Wirkung. Diese Studie wurde jedoch nicht veröffentlicht. Der einzige Grund, warum es im Zuge der Simeons-Therapie zu einem Gewichtsverlust kommt, scheint die begleitende strenge Diät (500 kcal pro Tag) zu sein, während von hCG keinerlei Wirkung ausgeht. Informationen zu unerwünschten Nebenwirkungen von hCG-Injektionen liegen nicht vor.

LITERATURNACHWEIS AUF SEITE 213

ADHS
Omega-3- und Omega-6-Fettsäuren

Hilft die Einnahme von Omega-3- und Omega-6-Fettsäuren Kindern mit der Diagnose ADHS, ruhiger zu werden und sich besser zu konzentrieren **?**

Manche Studien weisen auf einen Mangel der Omega-3- und -6-Fettsäuren bei Kindern mit ADHS hin, es gibt aber keine aussagekräftigen Hinweise dafür, dass die zusätzliche Einnahme dieser Fettsäuren zu Verbesserungen führt.

Beweislage unzureichend niedrig mittel hoch

Die Abkürzung ADHS steht für Aufmerksamkeitsdefizit-Hyperaktivitätsstörung, eine Häufung von Verhaltensauffälligkeiten, die schon im frühen Kindesalter auftreten können. Durch eine Laboruntersuchung lässt sich ADHS nicht feststellen. Die Diagnose trifft ein Arzt oder Psychologe anhand mehrerer Kriterien. Die drei Hauptsymptome sind Aufmerksamkeitsstörungen, impulsives Verhalten und ein hoher Bewegungsdrang (Hyperaktivität). Nicht bei jedem Kind sind diese Auffälligkeiten in gleicher Weise vorhanden, ausserdem können Kinder derartige Verhaltensweisen auch aus anderen Gründen zeigen. Das macht die Diagnose schwierig. Je nachdem, welche Kriterien der Arzt oder Psychologe anwendet, wird die Häufigkeit von ADHS mit 2 bis 18 pro 100 Kinder angegeben, die Mehrzahl davon sind Buben.

Die Ursachen für Hyperaktivität sind unzureichend geklärt. Wissenschafter vermuten, dass Faktoren wie Rauchen in der Schwangerschaft oder Komplikationen bei der Geburt damit in Verbindung stehen könnten. Bei vielen betroffenen Kindern scheint ein Mangel bestimmter Botenstoffe im Gehirn verantwortlich zu sein. Wichtig dürfte auch die Vererbung sein.

ADHS kann nicht geheilt werden, daher wird versucht, die Verhaltensauffälligkeiten der betroffenen Kinder zu behandeln. Die Therapie ist individuell auf jedes Kind abgestimmt. Meist wird eine Kombinationstherapie aus Verhaltenstherapie und Medikamenten eingesetzt. Das bekannteste Medikament ist Methylphenidat (Ritalin), ein stimulierendes und konzentrationssteigerndes Arzneimittel.

Da bei Kindern, die an ADHS leiden, ein Mangel an Omega-3- und -6-Fettsäuren festgestellt wurde, fragen sich viele Eltern, ob ihrem Kind die Einnahme von omega-fettsäurehaltigen Nahrungsergänzungsmitteln helfen kann. Omega-3- und Omega-6-Fettsäuren gehören zu den ungesättigten Fettsäuren und sind lebensnotwendig. Der Körper kann sie nicht in ausreichenden Mengen selbst herstellen, sie müssen mit der Nahrung aufgenommen werden. Grosse Mengen sind etwa in fettem Fisch enthalten.

Die Wirksamkeit von Omega-3- und -6-Fettsäuren bei Kindern mit ADHS wurde in 13 Studien an etwas mehr als 1000 Patienten untersucht. Im Vergleich zu Kindern, die nur ein Placebo bekamen, zeigte sich bei der Einnahme der Omega-3- und -6-Fettsäure-Präparate keine eindeutige Besserung. Die Ergebnisse sind zudem vor allem aufgrund der geringen Teilnehmerzahl nur bedingt aussagekräftig. In vielen Fällen wurden auch Teilergebnisse nicht veröffentlicht, die die Wirksamkeit der Mittel möglicherweise infrage gestellt hätten. Zudem wurden viele der Studien von den Herstellern der untersuchten Nahrungsergänzungsmittel finanziert. Die Studienergebnisse reichen deshalb nicht aus, um auf einen vorteilhaften Effekt von Omega-3- und -6-Fettsäuren bei ADHS schliessen zu können.

LITERATURNACHWEIS AUF SEITE 213

Alzheimer
Aluminium

• • • • • • • • • • • • • • • •

Spielt die Aufnahme von Aluminium beim Entstehen von Alzheimer eine Rolle

• • • • • • • • • • • • • • • •

Wissenschaftliche Studien können einen Zusammenhang zwischen der Aufnahme von Aluminium und einer Alzheimererkrankung nicht sicher belegen, aber auch nicht ausschliessen.

Beweislage unzureichend niedrig mittel hoch

Jeder kennt derartige Situationen: Plötzlich wollen uns alltägliche Dinge nicht mehr einfallen. Kleine Gedächtnislücken sind zwar ärgerlich, aber in den meisten Fällen noch kein Grund zur Besorgnis. Erst wenn sich diese Situationen mit zunehmendem Alter so häufen, dass sie den Alltag bedeutend beeinträchtigen, kann dies auf eine Alzheimer-Demenz hinweisen.

Die Krankheit entwickelt sich schleichend. Anfangs können sich Betroffene oft an Kleinigkeiten nicht mehr erinnern. Dazu treten Verhaltensänderungen wie etwa Verwirrtheit, Angst und Unruhe auf. Ist die Krankheit bereits fortgeschritten, fällt es den Betroffenen zunehmend schwerer, den Alltag zu bewältigen. Das Gedächtnis baut stetig ab. Im weit fortgeschrittenen Stadium werden selbst engste Verwandte und Bekannte oft nicht wiedererkannt. Die Alzheimer-Demenz zeichnet sich auch dadurch aus, dass Symptome und Verlauf von Patient zu Patient sehr unterschiedlich sind.

Laut Weltgesundheitsorganisation WHO erkranken in Westeuropa 54 von 1000 Menschen ab 60 Jahren an einer Form von Demenz. In zwei Dritteln der Fälle handelt es sich dabei um Alzheimer. Das Risiko einer Erkrankung steigt mit dem Lebensalter. Trotz intensiver Forschung gibt es bis heute kein Heilmittel oder gar eine vorbeugende Impfung gegen diese Krankheit. Auch kann das Fortschreiten durch Medikamente nicht gestoppt werden.

Was die Ursache für den krankhaften Gedächtnisverlust angeht, tappt die Forschung noch immer weitgehend im Dunkeln. Bekannt ist, dass zu Beginn vor allem Nervenzellen in jenem Teil des Gehirns absterben, der für das Gedächtnis zuständig ist. Im weiteren Verlauf breitet sich die Erkrankung zunehmend auch auf andere Hirnregionen aus. Der Alzheimererkrankung scheint auch eine genetische Komponente zugrunde zu liegen. So kann es innerhalb einer Familie zu Häufungen kommen. Wie genau Alzheimer entsteht und welche äusseren Einflüsse dabei eine Rolle spielen, ist jedoch bis heute unbekannt.

Ebenfalls im Verdacht, eine mögliche Rolle bei der Entstehung von Alzheimer zu spielen, steht das Metall Aluminium. Im Gegensatz zu den Spurenelementen Eisen, Kupfer oder Magnesium spielt Aluminium keine biologische Rolle in unserem Körper. Aluminium kommt allerdings überall in der Umwelt vor. Es kann in geringen Mengen im Trinkwasser und auch in Lebensmitteln enthalten sein. Weiter findet man das Metall in manchen Medikamenten wie in Tabletten gegen Sodbrennen oder in manchen Impfstoffen. Bereits seit den 1990er-Jahren bringen einige Wissenschafter Aluminium mit der Alzheimer-Demenz in Zusammenhang. Grund dafür sind Ergebnisse aus Labor- und Tierversuchen, die allerdings nicht ohne Weiteres auf den Menschen übertragbar sind.

Tatsächlich finden sich im Gehirn von Alzheimer-Patienten grössere Aluminiumablagerungen als bei gesunden Menschen. Warum das so ist, ist allerdings unklar. Sie könnten auch eine direkte Folge davon sein, dass das abbauende Gehirn zunehmend durchlässiger für Schadstoffe wird.

Klare Hinweise sind selten, und nur wenige aussagekräftige Studien untersuchten den Zusammenhang zwischen Alzheimer und der Aluminiumaufnahme beim Menschen. Zwei dieser Studien versuchten die Frage zu beantworten, ob Aluminium im Trinkwasser Alzheimer auslösen kann. Eine Arbeit mit rund 2700 über 65-Jährigen kam zu dem Ergebnis, dass Konsumenten von hochaluminiumhaltigem Wasser deutlich häufiger mit einer Alzheimerdiagnose konfrontiert sind. In der zweiten Studie an rund 1500 über 75-Jährigen, die sieben Jahre lang dauerte, konnte kein Zusammenhang zwischen aluminiumbelastetem Trinkwasser und Alzheimer gefunden werden. In anderen Kontrollstudien ergaben sich ebenfalls keine Hinweise darauf, dass Alzheimerpatienten in ihrer Vergangenheit häufiger Aluminium mit der Nahrung oder dem Wasser zu sich genommen hatten.

LITERATURNACHWEIS AUF SEITE 213

Alzheimer
Kaffee

Verringert Kaffee das Risiko für Alzheimer **?**

Kaffee – eventuell auch Tee – kann dieses Risiko möglicherweise senken.

Beweislage unzureichend **niedrig** mittel hoch

Koffein werden allerlei positive wie negative gesundheitliche Eigenschaften zugesprochen. Immer wieder zu lesen ist unter anderem, dass Kaffeetrinker deutlich seltener an Alzheimer erkranken. Die Behauptung scheint nicht aus der Luft gegriffen. Einer finnischen Langzeitstudie zufolge verringert sich das Risiko für die Entwicklung einer Alzheimer-Demenz bei gewohnheitsmässigen Kaffeetrinkern signifikant. Auch andere Studien, die sich mit diesem Thema auseinandersetzten, kamen zu ähnlichen Ergebnissen.

Laut Weltgesundheitsorganisation WHO erkranken in Westeuropa 54 von 1000 Menschen ab 60 Jahren an einer Form von Demenz, in zwei Dritteln der Fälle handelt es sich dabei um Alzheimer. Der Konsum von Kaffee und koffeinhaltigen Getränken könnte das Risiko, an Alzheimer zu erkranken, um mehr als ein Drittel reduzieren.

Über Alzheimer hinaus scheinen Kaffee und andere koffeinhaltige Getränke, das zeigen wissenschaftliche Studien, ganz allgemein einen positiven Einfluss auf einen demenzbedingten Abbau der geistigen Leistungsfähigkeit zu haben. Im Vergleich zu Wenig- oder Nichttrinkern koffeinhaltiger Getränke verringert sich das Demenzrisiko um rund 16 Prozent. Bezogen auf die WHO-Zahlen würden demnach anstatt 54 nur noch rund 45 von 1000 über 60-Jährigen an einer Demenz erkranken.

Ungeklärt ist dabei allerdings, ob allein Koffein dafür verantwortlich ist oder eventuell auch andere Inhaltsstoffe im Kaffee eine Rolle spielen.

LITERATURNACHWEIS AUF SEITE 213 / BILD: FOTOLIA

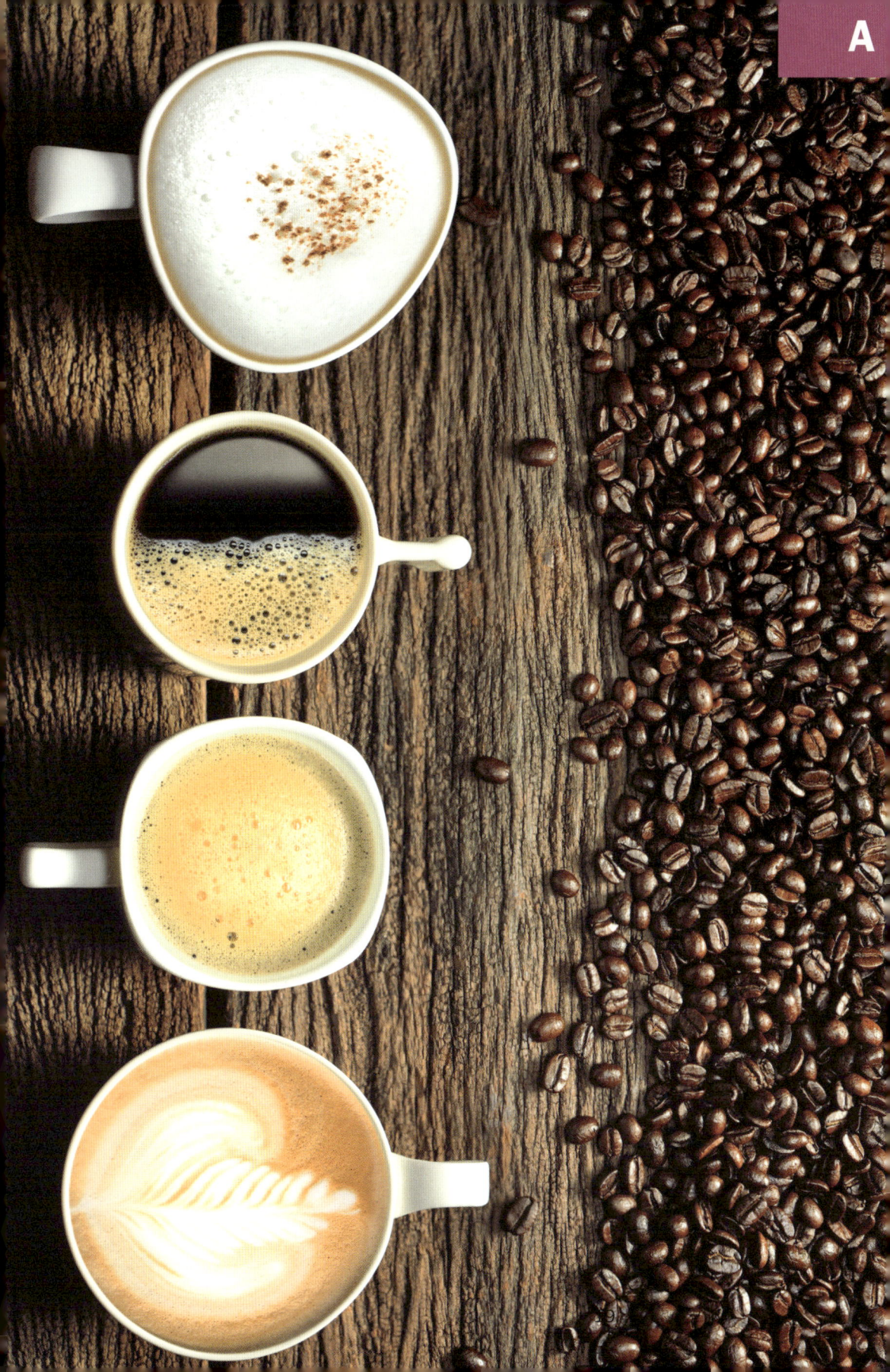

Alzheimer
Kupfer

Erhöht die Aufnahme von Kupfer das Alzheimer-Risiko ?

Dass die Aufnahme von Kupfer das Risiko einer Alzheimer-Erkrankung erhöht, lässt sich wissenschaftlich nicht beweisen.

Beweislage unzureichend niedrig mittel hoch

Kupfer ist ein lebenswichtiges Spurenelement, das im menschlichen Körper zahlreiche Aufgaben erfüllt. Wir benötigen es für den Sauerstofftransport, zur Energiegewinnung und für viele andere Abläufe in den Körperzellen. Das Metall ist in unterschiedlichen Formen in vielen Organen enthalten, von der Leber über die Knochen bis hin zum Gehirn. Es ist reaktionsfreudig und kann daher auch Schaden anrichten – vor allem, wenn aufgrund von Erkrankungen im Kupferstoffwechsel Probleme auftreten.

Bei Alzheimer-Patienten wurden bereits erhöhte Kupferkonzentrationen im Blut sowie in den Hirnarealen nachgewiesen, die besonders geschädigt sind. Allerdings ist derzeit noch unklar, ob der erhöhte Kupferspiegel eine mögliche Ursache oder eben eine Folge der Erkrankung ist. Ebenso ist ungeklärt, ob die Aufnahme von Kupfer über die Nahrung in Verbindung mit Alzheimer steht. Deshalb ergeben auch Ernährungsempfehlungen für eine kupferarme Diät (etwa den Verzicht auf Muscheln oder Innereien) keinen Sinn.

Medikamente, die aufgrund von Labor- und Tierversuchen entwickelt wurden und unter anderem auf den Kupferhaushalt einwirken, konnten die Erwartungen nicht erfüllen. In kleinen Studien an Patienten zeigten die Mittel keine Wirkung im Vergleich zu einem Scheinmedikament (Placebo).

LITERATURNACHWEIS AUF SEITE 213 / BILD: FOTOLIA

A

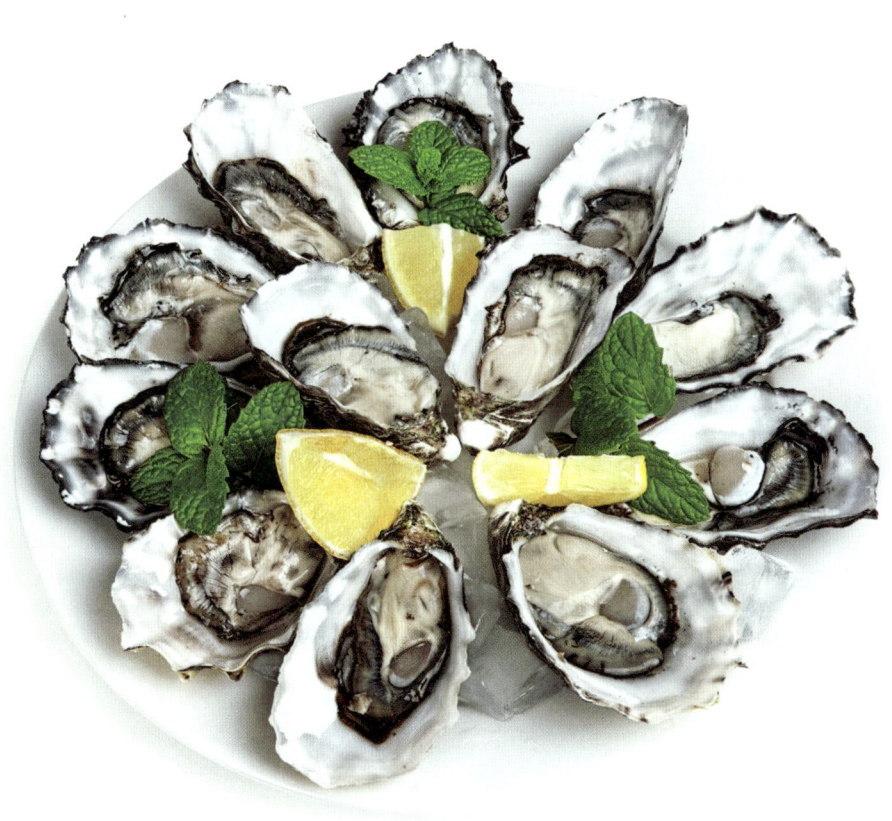

Alzheimer
Nahrungsergänzungsmittel

• • • • • • • • • • • • • • • • • • • •

Kann ein Nahrungsergänzungsmittel wie Souvenaid mit Omega-3-Fettsäuren, Lipiden, Vitaminen und Nährstoffen den Verfall der geistigen Leistung bei Alzheimer merkbar bremsen oder aufhalten **?**

• • • • • • • • • • • • • • • • • • • •

Das Fortschreiten einer Alzheimer-Demenz dürfte sich durch die Einnahme von Nahrungsergänzungsmitteln nicht merkbar verlangsamen oder aufhalten lassen. Auch die Einnahme von Omega-3-Fettsäure oder Vitamin-B-Zusätzen allein scheint keine Wirkung zu haben.

Beweislage unzureichend **niedrig** mittel hoch

Seit der Psychiater und Neuropathologe Alois Alzheimer vor über 100 Jahren die nach ihm benannte Krankheit zum ersten Mal diagnostizierte, sucht die Wissenschaft vergeblich nach einem Gegenmittel. Ein Hersteller von Nahrungsergänzungsmitteln (NEM) will nun ein Präparat (Souvenaid) gefunden haben, mit dem sich die Gedächtnisleistung bei Betroffenen nach 12 Wochen deutlich verbessert. Verwiesen wird auf drei wissenschaftliche Studien, die die Wirksamkeit angeblich belegen.

Sieht man sich diese Studien genauer an, zeigen sie jedoch vor allem eines: Gegen die Alzheimer-Erkrankung scheint das untersuchte Nahrungsergänzungsmittel nichts ausrichten zu können. In allen drei Untersuchungen erhielten Alzheimer-Patienten in frühem oder mässig fortgeschrittenem Stadium entweder das NEM oder ein Placeboprodukt mit gleichem Aussehen und Geschmack, aber ohne zugesetzte Nährstoffe. Die Zuteilung erfolgte per Zufall. Zur Kontrolle, ob sich Gedächtnis und geistige Leistungsfähigkeit durch die Einnahme des NEM verbessern, mussten die Teilnehmer zu Beginn und am Ende der Untersuchung verschiedene Testaufgaben lösen.

Nach 12 Wochen waren die Testergebnisse bei 40 von 100 mit dem Produkt versorgten Teilnehmern besser als zu Studienbeginn. Bei den Teilnehmern der Placebogruppe war dies nur bei 24 von 100 der Fall. Zumindest rein rechnerisch scheint dies ein signifikanter Unterschied zu sein. Ob die Verbesserung allerdings deutlich merkbar oder nur geringfügig war, verraten die Studienautoren nicht. Zudem war der Effekt bei einem Teil der Patienten nach weiteren 12 Wochen wieder verschwunden.

In einer zweiten Studie untersuchte das Wissenschafterteam dasselbe Nahrungsergänzungsmittel an anderen Teilnehmern über einen Zeitraum von 24 Wochen. Die Wissenschafter resümierten, dass die tägliche Einnahme des Mittels die Gedächtnisleistung bei Patienten mit leicht fortgeschrittenem Alzheimer verbessern kann. Die statistische Auswertung ist allerdings nicht nachvollziehbar. Ein Vergleich der Testwerte von Produkt- und Placebogruppe am Studienende zeigt keinen merkbaren Unterschied in der Gedächtnisleistung der Teilnehmer. Die dritte Studie an Patienten mit leicht bis mässig fortgeschrittener Alzheimer-Demenz konnte nach 24 Wochen keine Verbesserung der geistigen Leistungsfähigkeit bestätigen.

Das fragliche Nahrungsergänzungsmittel Souvenaid enthält Herstellerangaben zufolge grosse Mengen an Omega-3-Fettsäuren, Lipiden, Folsäure, Vitamin B_6, B_{12}, C und E sowie weitere Nährstoffe. Bereits in früheren Studien zeigte sich, dass Omega-3-haltige Fischölkapseln die geistigen Fähigkeiten bei Patienten mit leichtem bis moderatem Alzheimer nicht verbessern können. Auch die Einnahme von Präparaten mit Vitamin B_6, B_{12} und Folsäure scheint eine leichte bis milde Alzheimer-Erkrankung nicht am Fortschreiten hindern zu können. Eine vorbeugende Wirkung ist unwahrscheinlich.

Fazit: Die Behandlung von Alzheimer mit Nahrungsergänzungsmitteln dürfte insgesamt wenig vielversprechend sein.

LITERATURNACHWEIS AUF SEITE 214

Antiaging
Coenzym Q10

• • • • • • • • • • •

Kann Coenzym Q10 zu einer Verjüngung des Hautbildes führen **?**

• • • • • • • • • • •

Da keine nach gängigen wissenschaftlichen Standards durchgeführten Studien dazu existieren, lässt sich diese Frage nicht beantworten.

Beweislage **unzureichend** niedrig mittel hoch

Glaubt man der Werbung für Kosmetikprodukte, so ist «Coenzym Q10» ein wahres Wundermittel. Neben seiner Antiaging-Wirkung werden der Substanz auch gesundheitsfördernde Eigenschaften zugesprochen. Coenzym Q10 kommt praktisch in jeder Körperzelle in grossen Mengen vor. Die Zellen benötigen es neben anderen wichtigen Stoffen, um mithilfe von Sauerstoff Energie zu gewinnen.

Coenzym Q10 muss nicht mit der Nahrung zugeführt werden, der Organismus stellt es selbst her. Allerdings kann die Substanz auch über die Nahrung aufgenommen werden – grosse Mengen an Coenzym Q10 finden sich etwa in Fleisch oder Fisch, aber auch in manchen Pflanzenölen. Besonders hoch ist der Anteil in Organen, die viel Energie benötigen – etwa im Herz oder in der Leber.

Coenzym Q10 spielt auch noch eine andere wichtige Rolle im Körper: Es wirkt antioxidativ. Das bedeutet, dass es einige sehr reaktionsfreudige Stoffe unschädlich machen kann, die andernfalls Zellbestandteile oder etwa das Erbgut schädigen könnten. Manche Wissenschafter vermuten, dass solche reaktionsfreudigen Substanzen (wie Oxidantien oder freie Radikale) für den Alterungsprozess mitverantwortlich sind. Daher existiert die Theorie, dass die vermehrte Einnahme von antioxidati-

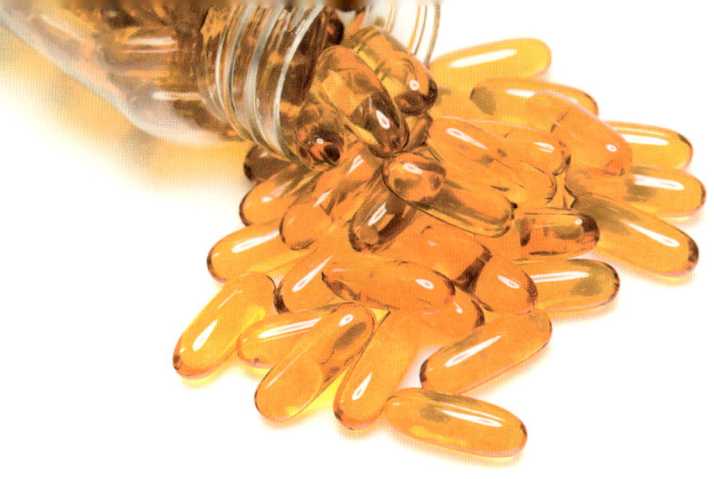

ven Substanzen den Alterungsprozess verlangsamen könnte. Dass Antioxidantien im Allgemeinen eine Lebensverlängerung bewirken können, ist allerdings bislang durch keine einzige Studie belegt. Für Coenzym Q10 liegen dazu überhaupt keine wissenschaftlichen Arbeiten vor.

Es gibt eine kleine Studie an 60 Frauen, in der die Auswirkung der Einnahme von Coenzym-Q10-haltigen Nahrungsergänzungsmittel-Kapseln über 12 Wochen auf das Hautbild untersucht wurde. Dabei kamen die Wissenschafter zu dem Schluss, dass die Kapseln, die neben Coenzym Q10 noch weitere Substanzen enthielten, eine deutliche Glättung der Haut sowie eine Reduktion feiner Falten bewirkten. Die Vertrauenswürdigkeit der Ergebnisse ist allerdings sehr gering. Neben zahlreichen Mängeln bei der Durchführung der Untersuchung sowie fehlenden Daten scheinen manche Ergebnisse offensichtlich manipuliert worden zu sein.

Eine weitere kleine Studie an 31 Teilnehmerinnen begnügt sich mit der Feststellung, dass eine Coenzym-Q10-haltige Hautcreme im Vergleich zu einer Creme ohne Coenzym Q10 eine signifikante Verringerung an Hautfalten bewirkt. Wie die Autoren dieser Untersuchung zu dieser Schlussfolgerung gekommen sind, bleibt allerdings unklar, da keinerlei Zahlen oder sonstige Daten veröffentlicht wurden.

Auch der einzige Hinweis auf eine möglicherweise gesundheitsfördernde Wirkung von Coenzym Q10 ist mit Vorsicht zu geniessen. Autoren der Cochrane Collaboration analysierten drei klinische Studien, in denen sich eine mögliche blutdrucksenkende Wirkung von Coenzym-Q10-Kapseln andeutet, wenn diese über einen Zeitraum von 4 bis 12 Wochen eingenommen werden. Die Daten sind vermutlich in zwei der drei Untersuchungen manipuliert worden.

LITERATURNACHWEIS AUF SEITE 214 / BILD: ISTOCK

Antiaging
Vitamin E

• •

Erhöhen Vitamin-E-Präparate die Wahrscheinlichkeit, frühzeitig zu sterben **?**

• • • • • • • • • • • • • • • • • •

Studien zu diesem Thema sind sehr uneinheitlich. Dennoch besteht die Möglichkeit, dass Vitamin E das Sterberisiko erhöht.

Beweislage unzureichend **niedrig** mittel hoch

Vitamine sind gesund, lautet ein immer wieder gehörtes Credo. Leicht zu beschaffen und günstig zu haben, landet auch Vitamin E bei vielen Menschen als vermeintliches Antiaging-Nahrungsergänzungsmittel auf dem Speiseplan. Vitamin E schützt die Zellmembranen im Körper vor Oxidation, indem es aggressive Sauerstoffradikale einfängt. Doch es bestehen grosse Zweifel daran, dass Vitamin E tatsächlich lebensverlängernd wirken kann.

Normalerweise benötigen wir keine Vitamin-E-Ergänzung, da bei einer gemischten Ernährung praktisch kein Vitamin-E-Mangel vorkommt. Nur bei langen fettreduzierten Diäten können eventuell Mangelerscheinungen auftreten. Der Bedarf an Vitamin E ist von den individuellen Ernährungsgewohnheiten und den Lebensumständen abhängig. Er steigt mit der Aufnahme an ungesättigten Fettsäuren, in der Schwangerschaft und Stillzeit. Auch bei Rauchern ist der Bedarf an Vitamin E erhöht. Es gibt demnach keine einheitlichen Empfehlungen zum täglichen Bedarf an Vitamin E.

Eine Analyse von 19 wissenschaftlichen Studien zeigte bereits im Jahr 2005, dass eine erhöhte Vitamin-E-Aufnahme die Lebenserwartung reduzieren kann. In der Gruppe der Vitamin E konsumierenden Personen traten mehr Todesfälle auf als in der Vergleichsgruppe ohne Vitaminzusätze. Das Ergebnis relativiert sich allerdings, wenn man sich die Studien etwas genauer ansieht. Die Teilnehmer litten nämlich bereits an einer chronischen Erkrankung und waren zwischen 47 und 86 Jahre alt. Ob ein entsprechender Effekt auch bei gesunden und jüngeren Menschen auftritt, ist nicht klar. Ausserdem waren die eingeschlossenen Studien klein und wurden nicht auf ihre Qualität geprüft. Gibt es also andere Hinweise, um die Gefährlichkeit von erhöhtem Vitamin-E-Konsum einschätzen zu können?

Laut dem deutschen Bundesinstitut für Risikobewertung ist eine hoch dosierte Aufnahme von Vitamin E als Nahrungsergänzungsmittel mit einem erhöhten Blutungsrisiko verbunden. Für Patienten mit Blutgerinnungsstörungen stellt Vitamin E also tatsächlich ein Gesundheitsrisiko dar. Auch eine Wechselwirkung zwischen Vitamin E und anderen Medikamenten kann problematisch sein.

Eine systematische Übersichtsarbeit aus dem Jahr 2012, die 78 qualitativ hochwertige Studien umfasst, kommt ebenfalls zu dem Ergebnis, dass Vitamin-E-Präparate das Sterberisiko erhöhen könnten. In der Studiengruppe, die künstliche Vitamin-E-Präparate einnahm, starben 11 689 von 97 523 Personen; in der Kontrollgruppe ohne Vitamin-E-Einnahme starben 7561 von 73 721 Personen. Daraus errechnet sich bei Vitamin-E-Zufuhr ein um zwei Prozent erhöhtes Risiko, frühzeitig zu sterben. Dieses Ergebnis ist jedoch nur bedingt abgesichert, da sich die Ergebnisse nicht eindeutig interpretieren lassen.

LITERATURNACHWEIS AUF SEITE 214

Arthrose
Gelenkkapseln

• • • • • • • • • • • • • • • • • •

Kann die Einnahme von Nahrungsergänzungsmitteln mit Kollagen, Glucosamin oder Chondroitin einer Arthrose entgegenwirken **?**

• • • • • • • • • • • • • • • •

Die zusammengefassten Ergebnisse bisheriger Studien deuten darauf hin, dass die Einnahme derartiger Präparate bei Arthrose-Symptomen wie Schmerzen nicht helfen kann.

Beweislage unzureichend **niedrig** mittel hoch

Kaputte Knie, lädierte Hüften: Schmerzen und steife, knirschende Gelenke sind oftmals ein Hinweis auf Arthrose. Von der Erkrankung sind mehr als drei Viertel aller Menschen über 55 Jahre betroffen. Ursache sind eine Gelenkabnutzung und der Verlust von Knorpelgewebe. Wenn der Knorpel stark abgenutzt ist, reiben die Knochen direkt aneinander. Das verursacht Schmerzen und schränkt die Beweglichkeit stark ein. Um den Knorpel wieder aufzubauen, soll angeblich neben regelmässiger Bewegung die Einnahme von bestimmten Nahrungsergänzungsmitteln, im Volksmund auch als Gelenkschmiermittel bekannt, helfen. Derartige Präparate sind in grosser Zahl auf dem Markt. Die Gelenkkapseln enthalten oft Kollagen, Glucosamin und Chondroitin. Diese Stoffe sollen die Knorpelsubstanz stärken und die Menge an Gelenkschmiere erhöhen.

Zusammengefasste Ergebnisse bisheriger Studien deuten darauf hin, dass diese Substanzen zur Arthrosebehandlung wirkungslos sind. Glucosamin und Chondroitin sind zwar wichtige Bestandteile der schmierigen Gelenkflüssigkeit und des Knorpels, die Einnahme – entweder allein oder in Kombination – kann Arthroseschmerzen jedoch nicht lindern.

Gleiches gilt für Kollagenpräparate. Vernetzte Kollagenfasern sind der Hauptbestandteil von Knorpelgewebe. Kollagenhaltige Nahrungsergänzungsmittel scheinen jedoch ebenfalls keine Besserung von Arthroseschmerzen zu bewirken. Auch hydrolysiertes (aufgespaltenes) Kollagen dürfte wirkungslos sein.

Arthrose ist eine chronische Gelenkabnutzung, für die es keine Heilung gibt. Sie ist der Hauptgrund für den Einsatz künstlicher Knie- und Hüftgelenke. Ärzte empfehlen häufig entzündungshemmende Schmerzmittel. Bei Kniegelenkarthrose können etwa auch Injektionen in die Gelenke Beschwerden lindern. Betroffene können jedoch auch selbst einiges dazu tun. So belastet Übergewicht die Gelenke besonders stark.

Eine Studie zeigt, dass bei Übergewichtigen, die ihr Körpergewicht innerhalb von fünf Monaten um fünf Prozent reduzieren, eine merkbare Verbesserung der Beschwerden eintritt. Experten empfehlen Übergewichtigen eine Gewichtsreduktion um ungefähr zehn Prozent. Auch Physiotherapie und Bewegung können dazu beitragen, Arthrosebeschwerden zu lindern. Bei angeschwollenen, schmerzenden Gelenken ist kurzfristig Schonung wichtig; langfristig verbessert jedoch leichte, regelmässige Bewegung die Symptome. Das deutsche Institut für Qualität und Wirtschaftlichkeit im Gesundheitswesen empfiehlt Walking (zügiges Gehen), Aerobic, Radfahren oder Schwimmen. Wenngleich Bewegung und Gewichtsabnahme die Arthrose nicht zum Verschwinden bringen, so können sie die Lebensqualität der Betroffenen doch deutlich steigern.

LITERATURNACHWEIS AUF SEITE 214

Asthma
Luftionen

• •

Bewirken Luftionen eine Besserung von Allergien oder allergischem Asthma **?**

• • • • • • • • • • • • • • • • • • • •

Ob ionisierte Luft allergische Symptome reduzieren kann, ist unklar, da keine Studien zu dieser Fragestellung existieren. Gegen Asthma im Allgemeinen scheinen Luftionisationsgeräte nicht wirksam zu sein.

Beweislage unzureichend niedrig mittel hoch

Glaubt man dem Hersteller einer Wandfarbe, dann können sich Patienten, die an allergischem Asthma leiden, Linderung verschaffen, indem sie einfach die eigenen vier Wände mit seinem Produkt streichen. Möglich sei dies, weil der Spezialwandanstrich Luftionen erzeuge, die neben einer antiallergischen Wirkung auch eine allgemein positive Wirkung auf das Immunsystem hätten.

Ionen sind elektrisch geladene Atome oder Moleküle, sie kommen praktisch überall in der freien Natur vor. Findige Hersteller bieten spezielle Geräte an, die mithilfe von Hochspannung gezielt Luftionen erzeugen und in Innenräume abgeben. Die erzeugten Luftionen sollen durch ihre Eigenschaft, kleinste Staubteilchen binden zu können, helfen, allergieauslösende Partikel aus der Luft zu filtern.

Wie besagter Wandanstrich die Menge an ionisierten Luftteilchen erhöhen soll, ist unklar. Auch zur behaupteten antiallergischen Wirkung von Luftionen wurden bisher keine klinischen Untersuchungen durchgeführt. Lediglich die Auswirkung von Luftionisierungsgeräten auf Patienten mit chronischem Asthma wurde bisher in kleinem Umfang erforscht. Eine Analyse von 6 kleinen bisher veröffentlichten Studien zeigt, dass es vollkommen egal ist, ob Asthmapatienten einer Scheinbehandlung oder einer tatsächlichen «Therapie» mit Luftionisierungsgeräten ausgesetzt werden. In beiden Fällen ergab sich keinerlei Besserung der Asthmasymptome oder der Lungenfunktion.

Auch behauptete positive Wirkungen auf das menschliche Immunsystem sind aus der Luft gegriffen. Eine im Auftrag des Herstellers des angeblich Luftionen erzeugenden Wandanstrichs durchgeführte Untersuchung gibt darüber ebenfalls keinen Aufschluss. In der unveröffentlichten Auftragsarbeit verwiesen die Verfasser auf den angeblichen positiven Einfluss des Wandanstrichs auf die geistige Leistungsfähigkeit sowie das allgemeine Wohlbefinden von gesunden Personen im Vergleich zu anderen Studienteilnehmern, die sich in einem Raum mit gewöhnlicher Wandfarbe aufgehalten hatten. Nachvollziehen lassen sich diese Ergebnisse allerdings nicht – denn konkrete Angaben zu wissenschaftlichen Daten finden sich in der Arbeit keine. Zur angeblichen allergiemindernden Wirkung des Wandanstrichs macht auch diese Auftragsuntersuchung keine Angaben.

LITERATURNACHWEIS AUF SEITE 214

Asthma
Wasserfall

• • • • • • • • • • • • • • • • • • •

Kann der regelmässige Aufenthalt an einem alpinen Wasserfall eine anhaltende Besserung von Asthmasymptomen bewirken **?**

• • • • • • • • • • • • • • • • • •

Es gibt Anzeichen, dass eine «Wasserfall-Therapie» zumindest für die Dauer einiger Monate zu einer Besserung von Asthmasymptomen führen kann. Für eine Bestätigung der Wirksamkeit sind aber umfangreichere klinische Studien nötig.

Beweislage unzureichend **niedrig** mittel hoch

Etwa eines von zehn Kindern in der Schweiz leidet unter Asthma. Bei einem Grossteil der Betroffenen sind Allergien mit im Spiel. Bei Kontakt mit einem Allergieauslöser wie Katzenhaare, Gräserpollen oder Hausstaubmilben oder bereits wenn ein solcher in der Nähe ist, kann es zu einer plötzlichen Verengung der Atemwege und Atemnot kommen. Asthma ist eine chronische Entzündung, die die Lebensqualität stark einschränken kann und möglicherweise die regelmässige Einnahme von Medikamenten erfordert.

Ein Aufenthalt an bestimmten Wasserfällen in den Alpen hat angeblich eine anhaltende Linderung von Asthma zur Folge. Grund dafür soll die dort herrschende hohe Konzentration an negativen Ionen im Sprühnebel sein. Den elektrisch geladenen Teilchen wird die Eigenschaft zugesprochen, der Entzündung der Atemwege entgegenzuwirken und positiv auf das Immunsystem zu wirken.

In Bergregionen scheint die Anzahl an Allergieauslösern wie Pollen oder Hausstaubmilben generell niedriger zu sein als im Tiefland. Ob dies auch Patienten mit allergischem Asthma zugute kommt, ist unklar, da es kaum gute klinische Studien dazu gibt. Einer systematischen Übersichtsarbeit von 2014 zufolge lässt sich derzeit nicht verlässlich sagen, ob Höhenaufenthalte die allergischen Atembeschwerden tatsächlich reduzieren können.

Inwieweit der Sprühnebel eines Gebirgswasserfalls Asthmasymptome lindern kann, wurde im Zuge einer kleinen randomisiert-kontrollierten Studie (das heisst, dass die Untersuchten den beiden Gruppen zufällig zugeteilt wurden) an 54 Kindern mit allergischem Asthma untersucht. Dabei war die Hälfte der Patienten über drei Wochen täglich eine Stunde der hohen Luftfeuchtigkeit direkt an Wasserfällen in den Hohen Tauern (Österreich) ausgesetzt, während die Kinder der Vergleichsgruppe an einem ähnlichen Ort auf gleicher Meereshöhe, aber ohne Wasserfall blieben.

Danach hatten sich Lungenfunktion sowie Asthmasymptome bei beiden Gruppen gleichermassen gebessert und unterschieden sich nicht voneinander. Vier Monate später hielt die Linderung der Beschwerden bei einem Grossteil der «Wasserfall-Kinder» allerdings nach wie vor an. Die Symptome der Vergleichsgruppe waren hingegen wieder deutlich schlechter.

Ob die Linderung der Atembeschwerden dabei tatsächlich durch die hohe Ionenkonzentration bedingt ist oder ob die hohe Luftfeuchtigkeit am Wasserfall in Kombination mit der Höhenluft und dem Bergklima dafür verantwortlich ist, lässt sich durch die vorliegende Studie nicht beantworten.

Fazit: Ein Aufenthalt an Wasserfällen könnte eine symptomlindernde, über zumindest vier Monate anhaltende Wirkung bei Kindern mit allergischem Asthma haben. Für eine verlässliche Einschätzung der langfristigen Wirksamkeit wären aber umfassendere Studien mit mehr Teilnehmern nötig.

LITERATURNACHWEIS AUF SEITE 215

Bluthochdruck
Knoblauch

Kann Knoblauchextrakt zu hohen Blutdruck senken **?**

Bisherige Studien weisen eine zu geringe Qualität auf, um die Wirksamkeit von Knoblauch gegen Bluthochdruck belegen zu können. Ob Knoblauch hohen Blutdruck senken und damit das Risiko für Herz-Kreislauf-Erkrankungen verringern kann, ist unklar.

Beweislage **unzureichend** niedrig mittel hoch

Bluthochdruck ist weit verbreitet. Ungefähr ein Viertel der Schweizer Bevölkerung weist überhöhte Blutdruckwerte auf. Diese lösen selten unmittelbare Beschwerden aus, Betroffene spüren über lange Zeit wenig davon. Allerdings gilt Bluthochdruck als Hauptrisikofaktor für die Entwicklung eines Herzinfarkts oder Schlaganfalls.

Der Verzehr von Knoblauch beziehungsweise die Einnahme von Knoblauchkapseln wird immer wieder als wirksames Mittel zur Blutdrucksenkung empfohlen. Ein definitiver wissenschaflicher Beweis für die Wirksamkeit von Knoblauch beziehungsweise Knoblauchextrakten fehlt allerdings. Zwar finden sich in manchen Studien vage Hinweise für eine blutdrucksenkende Wirkung, allerdings ist die Qualität der Untersuchungen zu gering. Da Knoblauch eine blutgerinnungshemmende Wirkung zugeschrieben wird, könnte eine gleichzeitige Einnahme von Knoblauchpräparaten

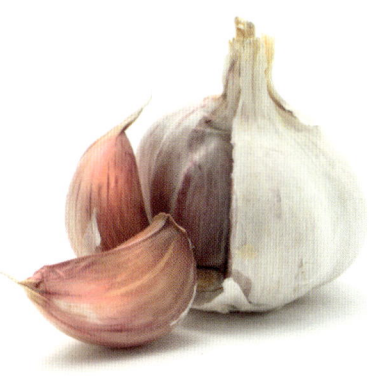

und blutgerinnungshemmenden Medikamenten problematisch sein. Gleiches gilt für Patienten, die unter einer Blutungsneigung leiden. Zudem könnten Extrakte der Gewürzknolle die Blutzuckerregulation beeinflussen. Derzeit liegen jedoch weder Studien mit Diabetikern noch mit Menschen vor, die zu einer Unterzuckerung neigen.

Bei den meisten Patienten ist der Grund für zu hohen Blutdruck nicht bekannt. Wenn keine Nierenprobleme oder Probleme mit der Nebennierenrinde als Ursache ausgemacht werden können, ist häufig der Lebensstil ein wesentlicher Faktor. Als Risikofaktoren kommen Rauchen, Übergewicht, übermässiger Alkoholkonsum, mangelnde Bewegung und wahrscheinlich zu hoher Salzkonsum infrage. Das Risiko, Bluthochdruck zu entwickeln, steigt allerdings auch dann, wenn ein Elternteil oder beide betroffen sind – die Vererbung kann also ebenfalls eine Rolle spielen.

Dementsprechend lässt sich ein zu hoher Blutdruck – und damit auch das Risiko für Herz-Kreislauf-Erkrankungen – oft bereits durch eine Änderung des Lebensstils senken. Sportliche Betätigung wirkt sich genauso wie eine Gewichtsreduktion (bei Übergewicht) nachweislich positiv auf den Blutdruck aus. Aber auch weniger Alkohol, weniger Salz sowie der vermehrte Verzehr von Obst und Gemüse können ein Absinken der Werte bewirken.

Blutdrucksenkende Medikamente werden üblicherweise erst dann eingesetzt, wenn nicht-medikamentöse Massnahmen wie Lebensstiländerungen nicht zum erwünschten Erfolg geführt haben. Als optimaler Blutdruck gelten Werte von ungefähr 120/80 mmHg (Millimeter Quecksilbersäule). Der erste Wert entspricht dabei dem Druck während der Anspannungsphase des Herzens (systolischer Druck), der zweite Wert jenem in der Entspannungsphase (diastolischer Druck).

Der Blutdruck ist allerdings natürlicherweise ständigen Schwankungen unterworfen, im Ruhezustand liegt er beispielsweise um einiges niedriger als bei körperlicher Anstrengung. Einmalige Messwerte geben daher noch keinen Anhaltspunkt für die generelle Blutdrucksituation, dazu sind regelmässige Messungen über mehrere Tage notwendig. Erst bei wiederholt festgestellten Werten ab 140/90 mmHg kann von Bluthochdruck gesprochen werden.

LITERATURNACHWEIS AUF SEITE 215 / BILD: ISTOCK

Bluthochdruck
Salz

* *

Senkt eine salzärmere Ernährung die Wahrscheinlichkeit für Herz-Kreislauf-Erkrankungen **?**

* *

Eine salzärmere Ernährung trägt dazu bei, den Blutdruck etwas zu senken. Dass dadurch die Wahrscheinlichkeit verringert wird, an einem Schlaganfall oder den Folgen verengter Herzgefässe wie zum Beispiel einem Herzinfarkt zu sterben, ist möglich, aber nicht gesichert.

Beweislage unzureichend **niedrig** mittel hoch

An Salz kommen wir mit unserer Lebensweise kaum vorbei. Es ist nicht nur reichlich in Snacks wie Erdnüssen oder Kartoffelchips enthalten, sondern auch in Brot, Gebäck, Würsten, Käse oder Fertignahrung. Neun bis zwölf Gramm Salz – eineinhalb bis zwei Teelöffel – nehmen wir der Weltgesundheitsbehörde WHO zufolge täglich zu uns. Um das Risiko für Herzinfarkte oder Schlaganfälle zu senken, empfiehlt die Weltgesundheitsbehörde jedoch eine maximale Aufnahme von fünf bis sechs Gramm.

Doch wenn man sich vorliegende klinische Studien zu diesem Thema ansieht, scheint sich auf den ersten Blick keine deutliche Verringerung von Herz-Kreislauf-Erkrankungen durch salzärmere Ernährung zu ergeben. Die Ergebnisse sind allerdings insofern mit Vorsicht zu geniessen, als die Zahl der untersuchten Patienten noch zu gering ist, um eindeutige Schlüsse ziehen zu können. Studien, bei denen der Salzkonsum einer grossen Anzahl von Personen über einen langen Zeitraum beobachtet und mit Herz-Kreislauf-Erkrankungen in Zusammenhang gebracht wird, zeigen zwar, dass Menschen mit hohem Salzkonsum eher an einem Schlaganfall oder Herzerkrankungen sterben als jene mit niedrigem Salzkonsum. Ein endgültiger Beweis ist dies nicht, denn die Herz-Kreislauf-Erkrankungen könnten natürlich auch andere Ursachen haben, die in diesen Beobachtungsstudien nicht erfasst wurden.

Klar ist zumindest, dass eine Reduzierung des Salzkonsums mittelfristig auch den Blutdruck senkt. Genauso unbestritten ist, dass ein hoher Blutdruck auf Dauer Gefässe und Herz schädigen kann und die Wahrscheinlichkeit für Herz-Kreislauf-Erkrankungen wie Herzinfarkt oder Schlaganfall erhöht. Die WHO-Empfehlung (höchstens fünf bis sechs Gramm Salz pro Tag) erscheint daher plausibel. Zumal sehr viele Erwachsenen weltweit einen erhöhten Blutdruck haben, Männer etwas häufiger als Frauen. Reduziert man seinen Salzkonsum um durchschnittlich sechs Gramm (einen Teelöffel) täglich, sinkt der systolische Blutdruckwert um durchschnittlich fünf bis sechs Millimeter Quecksilbersäule, der diastolische Wert um durchschnittlich ein bis drei Millimeter Quecksilbersäule. Das ist eine durchaus relevante Reduktion, vergleichbar mit dem Effekt einer Gewichtsreduktion. Zusätzliche Möglichkeiten, um den Blutdruck und damit das Risiko für Folgeerkrankungen zu verringern, sind neben einer Gewichtsabnahme mehr Sport, der Verzicht auf übermässigen Alkoholkonsum und Rauchen sowie das Vermeiden von Stress.

LITERATURNACHWEIS AUF SEITE 215

Brustkrebs
Deos

Können Inhaltsstoffe in Deodorants Brustkrebs auslösen **?**

Bis heute findet sich für diese Befürchtung kein wissenschaftlicher Beleg. Bis auf eine Untersuchung, die keinen solchen Zusammenhang feststellen konnte, existieren dazu keine nach strengen wissenschaftlichen Kriterien durchgeführten Studien am Menschen.

Beweislage unzureichend niedrig mittel hoch

Deodorants mit dem Wirkstoff Aluminiumchlorid, der den Schweiss hemmt, kommen immer wieder ins Gerede. Für Aufsehen sorgte in jüngerer Zeit eine Studie, in der angeblich eine Schädigung von Brustgewebszellen durch Aluminiumchlorid nachgewiesen wurde. In der Arbeit wurde jedoch die Wirkung von verdünnter Aluminiumchloridlösung auf das Wachstum von im Labor gezüchteten Brustgewebszellen geprüft und nicht am Menschen direkt untersucht. In ihrer Laborstudie konnten die Wissenschafter nachweisen, dass Aluminiumchlorid im Labor gezogene Zellen schädigen und ihr Wachstumsverhalten verändern kann. Allerdings löste das Aluminumsalz in den Experimenten keine direkten Veränderungen des Erbguts aus, wie dies etwa viele krebserregende Substanzen tun.

Derartige Laborergebnisse sollten zwar nicht ignoriert werden, andererseits kann von Zellen in einer Glasschale nicht ohne Weiteres auf den wesentlich komplexeren menschlichen Körper geschlossen werden. So ist unklar, inwieweit Aluminiumchlorid über die Haut in das Brustgewebe aufgenommen wird und wie es sich dort verhält. Diese Frage würde sich nur durch klinische Studien an menschlichen Teilnehmern beantworten lassen.

In einer sogenannten Fall-Kontroll-Studie befragten US-amerikanische Forscher jeweils ungefähr 800 Brustkrebs-Patientinnen (Fall-Gruppe) und gesunde Studienteilnehmerinnen (Kontroll-Gruppe) bezüglich der Anwendung von Deos beziehungsweise von Antitranspirantien, also Mitteln zur Verminderung von Schwitzen. Die Verfasser mutmassten, dass speziell das Rasieren der Achselbehaarung kleine Wunden in der Haut hinterlassen könnte, die das Eindringen von Aluminiumverbindungen erleichtern. Doch selbst bei denjenigen Frauen, die sich regelmässig unter den Armen rasierten und danach Deodorants oder schweisshemmende Kosmetika verwendeten, zeigte sich keine Häufung von Brustkrebsfällen im Vergleich zur Kontrollgruppe.

In einer weiteren Studie an Patientinnen wurden etwas mehr als 400 von Brustkrebs betroffene Frauen befragt, wie oft sie Deos oder Antitranspirantien verwendeten und sich die Achselhaare rasierten. Demnach schien Brustkrebs bei Frauen mit häufigerer Deo-Verwendung und Achselrasur bereits in jüngerem Alter aufzutreten. Die Untersuchung wies jedoch etliche Mängel auf. So wurde etwa kein Vergleich mit gesunden Frauen vorgenommen und auch andere mögliche Gründe für das Auftreten von Brustkrebs wurden nicht beachtet. Die Forscher stellten beispielsweise fest, dass Frauen mit früher eingetretenem Brustkrebs auch häufiger alkoholische Getränke konsumierten.

Bisher existiert nur eine kleinere Studie an Frauen, die überwiegend nach anerkannten wissenschaftlichen Kriterien durchgeführt wurde. Die Ergebnisse dieser Studie deuten darauf hin, dass ein erhöhtes Brustkrebsrisiko durch Deos unwahrscheinlich ist. Für eine eindeutigere Beurteilung müsste aber eine striktere Untersuchung mit grösserer Teilnehmerzahl erfolgen.

Die Aufnahme von Aluminium sollte allerdings aus grundsätzlichen gesundheitlichen Überlegungen reduziert werden. Hintergrund ist, dass Aluminium in Umwelt und Nahrungsmitteln häufig enthalten ist. Wie sich die gesamte Aluminiumaufnahme auf die Gesundheit auswirkt, kann heute noch nicht gesagt werden. Aus diesem Grund ist die Verwendung von aluminiumchloridhaltigen Antitranspirantien zu überdenken.

LITERATURNACHWEIS AUF SEITE 215

Cellulite
Verschiedene Mittel

Gibt es wirksame Mittel gegen Cellulite **?**

Eine langfristige Wirksamkeit von Anti-Cellulite-Behandlungen konnte bislang durch keine Studie bewiesen werden, die methodischen Kriterien standhält und wissenschaftlich publiziert wurde.

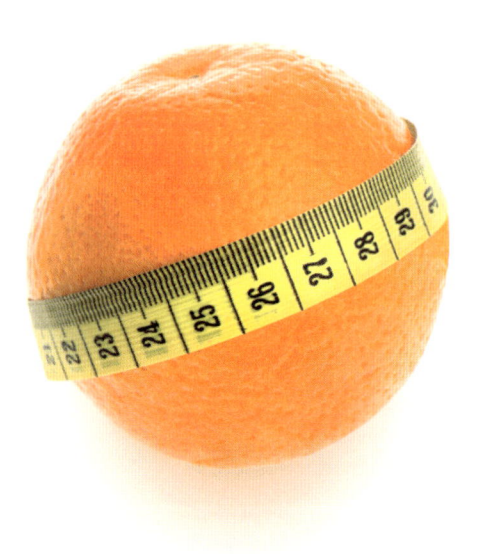

Beweislage unzureichend niedrig mittel hoch

Die als Orangenhaut bekannte Cellulite lässt sich nicht so recht mit unserem auf Körperästhetik getrimmten Schönheitsideal in Einklang bringen. Dass vor allem Frauen unter der Dellenbildung an Hüfte, Schenkeln und Po leiden, hat mit anatomischen Unterschieden zwischen den Geschlechtern zu tun. Bei Frauen ist die unter der Haut liegende Fettschicht in den betroffenen Körperregionen dicker, die darüber liegende Ober- und Lederhaut dünner als beim Mann. Das weibliche Bindegewebe ist zudem nur locker vernetzt (um sich bei einer Schwangerschaft ausdehnen zu können). Deshalb zeichnen sich die einzelnen Fettkammern häufig durch die Haut ab. Cellulite wird aber auch durch Bewegungsmangel und zu fette Ernährung begünstigt.

Da viele Frauen unter der Orangenhaut leiden, hat die Kosmetikindustrie Cellulite längst als Geschäft entdeckt. Ständig kommen neue Verfahren und Mittel auf den Markt, die angeblich die Haut straffen und glätten sollen. Um es vorwegzunehmen: Vergessen Sie die Tinkturen und Behandlungen. Lassen Sie sich nicht von falschen Versprechungen blenden und das Geld für Mittel und Therapien aus der Tasche ziehen, selbst wenn die Anbieter mit wissenschaftlichen Beweisen für die Wirksamkeit ihres Produktes werben.

Ein jüngeres Beispiel ist etwa eine Hose mit Massageeffekt, die zusätzlich noch mit einem Wirkstoff besprüht wird. Die Kombination aus figurformender Kleidung und Anti-Cellulite-Kosmetik soll Orangenhaut wirksam reduzieren. Auf Herstellerseite wird mit einigen Studien geworben. Ein genauerer Blick zeigt jedoch, dass deren Aussagekraft höchst bescheiden ist. Eine Arbeit beschäftigt sich in erster Linie mit der Produktverträglichkeit, andere Arbeiten fanden nicht am Menschen, sondern an Zellkulturen statt, und bei den Studien mit betroffenen Frauen war die Studienzeit zu kurz, um langfristige Effekte überhaupt nachweisen zu können. Die Arbeiten weisen darüber hinaus methodische Schwächen auf, etwa eine zu geringe Zahl an Studienteilnehmerinnen und das Fehlen von aussagekräftigen Statistiken.

Auch für alle anderen Anti-Cellulite-Behandlungen ist die Studienlage höchst dürftig. Eine aktuelle systematische Übersichtsarbeit zu Anti-Cellulite-Kosmetika umfasst 21 Studien. Die meisten sind von schwacher Qualität. Zudem konnte für keinen der untersuchten Wirkstoffe ein Effekt nachgewiesen werden. Für keine der unzähligen Cellulite-Behandlungen existiert ein seriöser wissenschaftlicher Beleg betreffend eine langfristige Wirksamkeit. Ob Ultraschall, Wrapping, Laser, Lichttherapie oder Massage: Es lässt sich – wenn überhaupt – bestenfalls ein kurzfristiger Effekt erzielen.

LITERATURNACHWEIS AUF SEITE 215 / BILD: ISTOCK

Cholesterin
Eier

* * *

Erhöht der Verzehr von Eiern das Risiko für Herz-Kreislauf-Erkrankungen **?**

* * *

Der regelmässige Konsum von Hühnereiern im Rahmen einer ausgewogenen Ernährungsweise scheint das Risiko gesunder Menschen für Herz-Kreislauf-Erkrankungen nicht zu erhöhen. In bestimmten Fällen, zum Beispiel bei Diabetikern, könnten Einschränkungen jedoch sinnvoll sein.

Beweislage unzureichend **niedrig** mittel hoch

Hühnereier sind ein weltweit verbreitetes, durchaus gesundes Lebensmittel. Sie enthalten viele wichtige Nährstoffe, beispielsweise Mineralien, Vitamine, Proteine und ungesättigte Fettsäuren. Dass Hühnereier dennoch in Verruf geraten sind, liegt daran, dass in jedem Ei etwa 210 Milligramm Cholesterin stecken.

Dieser fettähnliche Stoff wird auch vom menschlichen Körper selbst hergestellt und ist Bestandteil von Zellwänden sowie Ausgangsstoff für die Produktion mancher Hormone. Da Fett schlecht wasserlöslich ist, verpackt der Organismus das Cholesterin, um es besser im Blut transportieren zu können, in eine Eiweisshülle aus Lipoproteinen. Davon gibt es zwei Formen: sogenannte LDL-Teilchen (Low Density Lipoprotein) und HDL-Teilchen (High Density Lipoprotein). LDL-Cholesterin hat die Eigenschaft, sich in den Wänden der Blutgefässe abzulagern. Dadurch steigt die Gefahr von Herz-Kreislauf-Erkrankungen wie Herzinfarkt oder Schlaganfall.

Da Eier viel Cholesterin enthalten, das im Blut dann in Lipoprotein-verpackter Form vorliegt und damit eben auch als LDL-Cholesterin, wird von Ärzten und medizinischen Organisationen eine Einschränkung des Eierverzehrs empfohlen. Die zusammengefassten Ergebnisse bisher durchgeführter Studien stützen die Hypothese von den ungesunden Eiern jedoch nicht. Bei gesunden Menschen scheint demnach der Eierverzehr – zumindest bis zu einem Stück pro Tag – keinen Einfluss auf die Entwicklung einer Herz-Kreislauf-Erkrankung zu haben.

Anders ist die Sachlage bei Diabetikern. Diese tun möglicherweise gut daran, ihren Eierverzehr einzuschränken. Studien deuten nämlich an, dass bei dieser Personengruppe sehr wohl ein Zusammenhang zwischen Eierverzehr und Herz-Kreislauf-Erkrankungen bestehen könnte.

Fazit: Gesunde Menschen müssen Eier nicht meiden. Ein massvoller Verzehr erscheint im Rahmen einer ausgewogenen Ernährung nicht schädlich für die Gesundheit von Herz und Kreislauf zu sein. Die Ernährung an sich hat jedoch durchaus einen grossen Einfluss auf die Blutfette und das Herz-Kreislauf-Risiko. So sollte man grundsätzlich dauerhaft weniger gesättigte Fette zu sich nehmen – diese sind beispielsweise in Fleisch und fettreichen Milchprodukten enthalten. Der Gesundheit förderlich ist es dagegen, mehr ungesättigte Fette zu konsumieren, wie sie zum Beispiel in Pflanzenölen oder Fisch enthalten sind. Darüber hinaus wirken sich auch weniger Kilos auf den Hüften sowie Bewegung und der Verzicht auf Nikotin positiv auf die Gesundheit von Herz und Blutgefässen aus.

LITERATURNACHWEIS AUF SEITE 215

Cholesterin
Zimt

• •

Kann Zimt den Blutzucker- beziehungsweise den Cholesterin- spiegel bei Diabetikern senken **?**

• •

Zimt kann den Blutzuckerspiegel bei Diabetikern sehr wahrscheinlich nicht senken (Beweislage mittel).
Für eine Senkung des Cholesterinspiegels gibt es keine Hinweise (Beweislage unzureichend).

Beweislage unzureichend niedrig mittel hoch

Zimt verfeinert nicht nur Mehlspeisen, das Wintergewürz soll angeblich auch gut für die Gesundheit sein. So wird Zimt immer wieder damit in Zusammenhang gebracht, den Blutzucker sowie den Cholesterinspiegel senken zu können. Darüber hinaus soll er bei Regelschmerzen und einer starken Regelblutung, bei Zahnschmerzen oder bei Verdauungsbeschwerden Linderung verschaffen. Zusätzlich wird Zimt eine keimhemmende Wirkung bescheinigt, und sogar beim Abnehmen soll er helfen, indem er den Stoffwechsel ankurbelt.

Etliche Tierexperimente und klinische Einzelstudien an menschlichen Studienteilnehmern haben die Hoffnung genährt, dass Zimt zu hohe Blutzuckerwerte senken könnte. Eine Zusammenfassung bisher durchgeführter Studien an Diabetes-Patienten zeigt aber, dass dem wahrscheinlich nicht so ist. Bei Diabetikern, die bis zu 16 Wochen lang jeden Tag ungefähr zwei Gramm Zimt in Form von Kapseln oder Tabletten zu sich genommen hatten, konnte keine Verbesserung der Blutzuckerwerte festgestellt werden. Gegenüber Studienteilnehmern, die Placebopräparate ohne Zimt eingenommen hatten, zeigte sich kein Unterschied. Diese Ergebnisse basieren allerdings auf einer Reihe kleiner Studien, sie müssen noch durch eine klinische Untersuchung an einer grösseren Anzahl von Teilnehmern bestätigt werden.

Nicht belegt ist auch die Behauptung, Zimt könne den Cholesterinspiegel senken. Die Resultate bisheriger Studien an Diabetikern deuten zwar an, dass Zimt die Werte des «bösen» LDL-Cholesterins senken und die des «guten» HDL-Cholesterins erhöhen könnte, bei näherer Betrachtung zeigt sich jedoch, dass die Forscher bei ihrer Analyse etliche wenig vertrauenswürdige Studien in die Zusammenfassung mit aufgenommen haben, nicht aber eine weitere Studie von besserer Qualität.

Auch andere angeblich gesundheitsfördernde Eigenschaften von Zimt lassen sich durch vorliegende Studien nicht belegen. Behauptungen wie jene, dass Zimt bei Zahnschmerzen, Regelschmerzen oder starker Regelblutung sowie bei Appetitlosigkeit helfe, wurden nie wissenschaftlich untersucht. Gleiches gilt für die angebliche Wirkung gegen Appetitlosigkeit, Völlegefühl, leichte Bauchkrämpfe oder Blähungen. Auch dass Zimt den Stoffwechsel anrege und beim Abnehmen helfen könne, ist eine Behauptung, für die es keine Belege gibt.

In Laborexperimenten konnte einzig eine keimhemmende Wirkung von Zimt nachgewiesen werden. Diese beschränkt sich jedoch auf die Bekämpfung von Bakterien im Reagenzglas. Dass Zimt gegen Infektionen helfen könnte, lässt sich daraus keinesfalls schliessen.

Gesichert ist hingegen, dass der verbreitete Cassia-Zimt aufgrund seines hohen Gehalts an Cumarin in grossen Mengen Leberschäden verursachen kann. Ceylon-Zimt mit seinem weitaus niedrigeren Cumarin-Anteil ist vorzuziehen.

LITERATURNACHWEIS AUF SEITE 216

Darmkrebs
Koloskopie

Reduziert die Darmspiegelung die Sterblichkeit bei Darmkrebs **?**

Für die kleine Darmspiegelung (Sigmoidoskopie) ist eine Wirksamkeit gut belegt. Ob die grosse Darmspiegelung (Koloskopie) noch besser wirkt, ist nicht nachgewiesen. Darmkrebs gänzlich zu verhindern ist nicht möglich.

Beweislage unzureichend niedrig mittel **hoch**

Die Darmkrebsuntersuchung kann etwas, das andere Vorsorgeuntersuchungen nicht können: Sie ist eine vorbeugende Behandlung – der Darm wird auf Krebs beziehungsweise Krebsvorstufen (Polypen) untersucht – und gleichzeitig werden verdächtige Strukturen direkt bei der Untersuchung entfernt, sodass kein Krebs mehr daraus entstehen kann.

Die Darmspiegelung gibt es in zwei Varianten: Bei der kleinen Darmspiegelung (Sigmoidoskopie) werden nur etwa die letzten 60 Zentimeter des Dickdarms untersucht; bei der grossen Darmspiegelung (Koloskopie) erstreckt sich die Untersuchung auf den gesamten Dickdarm mit seinen rund 1,5 Metern Länge. Bei der Untersuchung wird ein flexibler Schlauch mit Lichtquelle und Kamera (Endoskop) in den Darm eingeführt. Polypen können dabei mit einer kleinen Zange oder Schlinge entfernt werden.

Für die Wirksamkeit der kleinen Darmspiegelung liegen gute Belege vor. Eine Übersichtsarbeit der Cochrane Collaboration von 2013 zeigt, dass sich die Gefahr, an Darmkrebs zu sterben, um etwa ein Viertel reduziert (von 8 auf 6 von 1000 Personen). Weitere Übersichtsarbeiten zeigen ähnliche Ergebnisse. Dass sich der Darmkrebs auch durch die Darmspiegelung nicht ganz verhindern lässt, hat unter anderem damit zu tun, dass Krebsvorstufen teilweise nur sehr schwer zu erkennen sind. Besonders bei flachen Krebsvorstufen in bestimmten Bereichen des Darms besteht die Gefahr, dass sie übersehen werden.

Die Koloskopie sollte theoretisch der kleinen Darmspiegelung an Wirksamkeit überlegen sein, schliesslich wird der ganze Darm abgesucht, es könnten also mehr Krebsvorstufen entdeckt und entfernt werden. Die Überlegenheit der Koloskopie konnte jedoch bislang in Studien nie bewiesen werden. Dennoch ist die grosse Darmspiegelung Bestandteil der Vorsorgeuntersuchung, obwohl sie aufwendiger, teurer und gefährlicher ist als die Sigmoidoskopie. So treten schwere Komplikationen wie Verletzungen der Darmwand wesentlich häufiger auf.

Mit der Untersuchung von Stuhlproben auf nicht sichtbares Blut steht noch eine weitere Vorsorgeuntersuchung zur Verfügung. Diese ist zwar nicht ganz so effizient wie die kleine Darmspiegelung, dafür aber nebenwirkungsfrei.

LITERATURNACHWEIS AUF SEITE 216

Demenz
Eier

Kann mit der Nahrung aufgenommenes Cholin – allein oder zum Beispiel in Form von Lecithin – das Gedächtnis verbessern **?**

Bisher durchgeführte Studien liefern keinen klaren Hinweis darauf, dass die zusätzliche Aufnahme von Cholin bei gesunden oder dementen Menschen ohne Cholinmangel zu einer Verbesserung des Gedächtnisses führt.

Beweislage unzureichend niedrig mittel hoch

Hühnereiern werden neben negativen auch positive Eigenschaften zugesprochen. So soll der Genuss von täglich zwei Eiern angeblich die Leistungsfähigkeit des Gehirns deutlich stärken und die Merkfähigkeit erhöhen. Bewirken soll dies das im Eigelb enthaltene Cholin.

Cholin kann der Körper zwar in geringen Mengen auch selbst herstellen, er ist aber auf die zusätzliche Zufuhr mit der Nahrung angewiesen. Besonders wichtig ist Cholin für die Herstellung von Phosphatidyl-Cholin (einem Hauptbestandteil von Lecithin), aus welchem die Körperzellen umhüllende Zellmembranen bestehen. Nervenzellen produzieren aus Cholin zudem den Botenstoff Acetylcholin. Dieser reguliert im Gehirn unter anderem die Gedächtnisfunktion. Ohne Acetylcholin können die betreffenden Hirnzellen keine Signale mehr austauschen – so kommt es zu Gedächtnisverlust. Dies ist etwa bei der Alzheimererkrankung der Fall, bei der Acetylcholin-haltige Hirnzellen absterben.

Wissenschafter vermuten daher, dass die vermehrte Aufnahme von cholin- beziehungsweise lecithinhaltigen Lebensmitteln die Gedächtnisfunktion verbessern könnte. Eine wissenschaftliche Studie will einen solchen Zusammenhang gefunden haben. Dabei war die Merkfähigkeit älterer Menschen, die über die letzten drei Jahre vermehrt Nahrungsmittel mit hohem Cholingehalt zu sich genommen hatten, teilweise etwas besser als diejenige von Personen mit geringerer Cholinaufnahme. Einen Beweis, dass das Cholin die Ursache für die bessere Gedächtnisleistung darstellt, liefert die Studie jedoch nicht. Die Verbesserungen könnten auch andere Ursachen haben.

Hohe Dosen an cholinhaltigem Lecithin kommen auch bei der Behandlung von Alzheimer-Demenz und anderen altersbedingten Gedächtnisproblemen zum Einsatz. Eine Analyse dazu vorliegender Studien zeigt allerdings, dass die Therapie in den allermeisten Fällen keinen Einfluss auf die Merkfähigkeit der Demenzpatienten hatte.

Schwach gedächtnisverbessernd wirkt die Verbindung Cytidin-Diphospho-Cholin (CDP-Cholin) bei älteren Patienten mit Demenzerkrankungen. Die regelmässige Einnahme über bis zu drei Monate bewirkt eine kurzfristige Verbesserung der Merkfähigkeit bei Patienten mit Alzheimer und anderen Gedächtnisstörungen. CDP-Cholin produziert der Körper auch selber aus aufgenommenem Cholin, um daraus den bereits erwähnten Zellmembran-Hauptbestandteil Phosphatidyl-Cholin herzustellen. Natürlich in Nahrungsmitteln kommt der Stoff allerdings nicht vor, er muss in Form von Nahrungsergänzungsmitteln zugeführt werden.

Insgesamt lässt sich ein gedächtnisfördernder Effekt von Cholin oder Lecithin, das mit der Nahrung aufgenommen wurde, nicht sicher nachweisen. Dass der tägliche Verzehr von zwei Eiern die Leistungsfähigkeit des Gehirns steigern soll, ist eine Übertreibung.

LITERATURNACHWEIS AUF SEITE 216

Depressionen
Lichttherapie

Kann die Lichttherapie die Symptome einer Winterdepression lindern **?**

Zwar deuten die Ergebnisse mehrerer kleiner Studien darauf hin, dass die Lichttherapie zur Behandlung einer Winterdepression hilfreich ist. Die Ergebnisse sind allerdings mit Vorsicht zu geniessen.

Beweislage unzureichend **niedrig** mittel hoch

Wenn die Tage im Herbst kürzer werden und die Sonne häufiger hinter Wolken und Nebel verschwindet, drückt dies bei vielen Menschen aufs Gemüt. Bei manchen ist der Einfluss so stark, dass sie Anzeichen einer Winterdepression entwickeln. Sie fühlen sich müde und erschöpft, schlafen länger als gewöhnlich und haben vermehrten Appetit auf süsse und stärkehaltige Speisen. Die Verbreitung der Winterdepression ist regional unterschiedlich ausgeprägt: In Mittelmeerländern ist sie kaum bekannt, im hohen Norden hingegen schon.

Studien deuten darauf hin, dass die verminderte Lichteinstrahlung in den Wintermonaten tatsächlich psychische Veränderungen auslösen kann und dass eine Lichttherapie die Symptome lindert. Spezielle Lichttherapie-Lampen, die zu Hause aufgestellt werden können, sollen dabei helfen, den Lichtmangel auszugleichen. Diese Lampen geben sehr helles, weisses Licht mit einer Stärke von bis zu 10 000 Lux ab. Zum Vergleich: Eine herkömmliche Glühbirne strahlt mit einer Helligkeit von rund 100 Lux. Die Lichtintensität einer Lichttherapie reicht damit ungefähr an die Helligkeit indirekter Sonneneinstrahlung im Freien an einem sonnigen Tag heran.

Patienten wird empfohlen, sich täglich mit geöffneten Augen für eine gewisse Zeit vor der Lichttherapie-Lampe aufzuhalten. Dabei sollten sie jedoch nicht direkt in die Lichtquelle schauen. Mögliche Nebenwirkungen der Therapie wurden zwar bislang kaum untersucht, allerdings existieren Berichte über erhöhte Lichtempfindlichkeit der Augen, Kopfschmerzen, Reizbarkeit und eventuell Schlaflosigkeit (wenn die Therapiesitzung zu spät am Tag erfolgt).

Die zusammengefassten Ergebnisse mehrerer kleiner Studien deuten darauf hin, dass die Lichttherapie die Symptome einer Winterdepression tatsächlich mildern kann. In den Arbeiten wurde eine tägliche Behandlung von zumindest einer Stunde mit einer Lichtintensität von 3000 Lux oder mehr über mindestens 4 Tage mit einer Scheintherapie bei relativ gedämpftem Licht von nicht mehr als 300 Lux verglichen. Die Beschwerden gingen bei vielen unter Winterdepression leidenden Studienteilnehmern zurück, nachdem sie sich der Lichttherapie unterzogen hatten. Der Effekt ist vergleichbar mit der Wirksamkeit von antidepressiv wirkenden Medikamenten.

Eine Gewähr für die Wirksamkeit gibt es, wie die Studienresultate belegen, jedoch nicht. Es zeigte sich nämlich, dass die Lichttherapie nicht bei allen Betroffenen gleichermassen wirksam ist. Diese Einschränkung gilt allerdings auch für Antidepressiva. Zudem zeigte sich, dass bereits die Scheinbehandlung mit gedämpftem Licht zu deutlichen Verbesserungen der Symptome (Placebo-Effekt) führen kann. Zur besseren Absicherung der Ergebnisse sind deshalb grössere Studien mit mehr Teilnehmern nötig.

LITERATURNACHWEIS AUF SEITE 216

Depressionen
Probiotische Joghurts

* * * * * * * * * * * * * * * * *

Wirken probiotische Lebensmittel antidepressiv oder positiv auf das Gemüt **?**

* * * * * * * * * * * * * * * * *

Ob Probiotika bei Depressionen helfen oder sich positiv auf das Gemüt auswirken können, ist nie in klinischen Studien untersucht worden.

Beweislage unzureichend niedrig mittel hoch

Glaubt man der Werbung, sind sogenannte Probiotika wahre Wundermittel. Sie sollen die Laune heben, uns helfen, das Leben entspannter anzugehen, das Immunsystem stärken und unsere gestörte Magen-Darm-Flora wieder in Ordnung bringen. Möglich machen das angeblich lebende Mikroorganismen wie Milchsäurebakterien oder besondere Hefen, die darin enthalten sind. Als «probiotisch» deklarierte Lebensmittel, meist Milchprodukte wie Joghurts, sind häufig aufwendig verpackt und nur in kleinen Packungen erhältlich. Doch Konsumenten sollten sich von der Aufmachung und einem meist überzogenen Preis nicht täuschen lassen: Schon gewöhnliche Naturjoghurts enthalten – sofern sie nicht pasteurisiert wurden – solche lebenden Keime. Und viele der Gesundheitsversprechen rund um die Joghurtkulturen sind völlig an den Haaren herbeigezogen. Unter anderem ist die Frage, ob probiotische Lebensmittel die Laune heben, wissenschaftlich bislang ungeklärt. Hierzu gibt es zwar Studien, doch diese sind wenig aussagekräftig.

Nur unwesentlich besser ist die Beweislage dafür, inwieweit probiotische Milchprodukte das Immunsystem stärken könnten. Es gibt Hinweise, dass der regelmässige Verzehr von Lebensmitteln mit probiotischen Kulturen Entzündungen der oberen Atemwege vorbeugen könnte. So scheinen Erkältungskrankheiten und Entzündungen von Kehlkopf und Luftröhre nach dem Konsum solcher Lebensmittel seltener aufzutreten. Die Studien dazu sind jedoch mangelhaft, die Ergebnisse müssen deshalb erst durch weitere Untersuchungen bestätigt werden.

Besser belegt ist, dass manche probiotische Kulturen bei Verdauungsproblemen helfen können. Einer Übersichtsstudie zufolge, in die die Ergebnisse von 63 Arbeiten eingeflossen sind, können sie die Dauer einer Durchfallerkrankung um etwa einen Tag verkürzen. Auch Kinder, die über mehr als zwei Wochen an Durchfallerkrankungen leiden, profitieren möglicherweise von den lebenden Kulturen. Welche der probiotischen Keime dabei letztlich am wirksamsten sind, liegt jedoch noch im Dunkeln. Am häufigsten wurden bislang Lactobacillus casei (ein Milchsäurebakterium), Saccharomyces boulardii (eine Hefeart) sowie Enterokokken untersucht. Unklar ist, ob die Darreichungsform einen Unterschied macht, ob Probiotika also besser als Pulver in Kapseln oder in Milchprodukten verabreicht werden sollen. Nicht untersucht wurde ausserdem, ob als «probiotisch» deklarierte Joghurts wirksamer sind als konventionelle Naturjoghurts.

Experten warnen jedoch vor Nebenwirkungen, die durch probiotische Mikroorganismen hervorgerufen werden: Ist das Immunsystem nämlich massiv geschwächt, können die Kulturen schwere Entzündungen auslösen.

LITERATURNACHWEIS AUF SEITE 216

Depressionen
Sport

Ist Sport eine wirksame Massnahme zur Bekämpfung von Depressionen ?

Die wissenschaftliche Beweislage deutet darauf hin, dass Sport die Beschwerden von depressiven Menschen lindern kann. Allerdings ist der positive Effekt nur mässig ausgeprägt. Sport wirkt nicht besser als gängige Behandlungen etwa mit Antidepressiva oder Psychotherapie.

Beweislage unzureichend niedrig **mittel** hoch

Körperliches Training soll Depressionsbeschwerden angeblich positiv beeinflussen, da das Erreichen von sportlichen Zielen zu Erfolgserlebnissen führt und dadurch zu einer Stärkung des Selbstwerts. Bewegung soll zudem von quälenden Grübeleien sowie Schuldgefühlen ablenken, und Sport treiben in der Gruppe schafft sozialen Rückhalt. Auch physiologische Prozesse wie die Ausschüttung von Endorphinen könnten die Depressions-Symptome abschwächen.

So lautet zumindest die Theorie. Viele Ärzte empfehlen ihren depressiven Patienten deshalb gern sportliche Aktivitäten. Spezielle Bewegungsangebote sind allerdings kein fixer Baustein der Depressionstherapie. Viel stärker kommen psychotherapeutische Behandlungen (zum Beispiel die kognitive Verhaltenstherapie) und Medikamente (Antidepressiva) zum Einsatz. Zu diesen gängigen und wirksamen Therapien wünschen sich allerdings viele Patienten Alternativen – etwa, weil sie selbst etwas zu Wohlbefinden und Genesung beitragen möchten. Ist Sport also ein angemessenes und wirksames Antidepressivum?

Tatsächlich deuten die zusammengefassten Ergebnisse bisheriger Studien darauf hin, dass Sport die Beschwerden von depressiven Patienten etwas lindern kann. Allerdings darf man von gezielter, regelmässiger Bewegung keine Wunder erwarten. Sport kann die anerkannten Therapieformen keineswegs ersetzen. Der positive Effekt ist bei Patienten, die sonst keine medikamentöse oder psychotherapeutische Behandlung erhalten, nur mässig. Möglicherweise sind Krafttraining und gemischte Bewegungsformen besser geeignet als reines Ausdauertraining. Doch hier sind weitere Untersuchungen notwendig. Sie sollen helfen, die Zusammenhänge zwischen körperlicher Aktivität und depressiven Beschwerden genau zu verstehen.

Derzeit mangelt es an qualitativ hochwertigen Studien. Bei einem Teil der Untersuchungen war die Anzahl der Studienabbrecher hoch – ein Hinweis darauf, dass es den Patienten schwerfiel, ihr Sportprogramm durchzuhalten. Ebenfalls ein Problem bei der Auswertung: Einige Studien hatten nur wenige Teilnehmer, was die Aussagekraft der Ergebnisse abschwächt.

Viele Details zum möglichen Nutzen und zu Risiken von Sport bei Depressionen sind also noch offen. Daher sollten sich depressive Patienten mit ihren Ärzten und Psychotherapeuten absprechen. Das Ziel: eine individuelle Abklärung, ob und welche Sportarten sich eignen – und welche Erwartungen realistisch sind.

LITERATURNACHWEIS AUF SEITE 216

Diabetes
Süssstoff

Steigert der regelmässige Konsum von süssstoffhaltigen Getränken das Diabetesrisiko **?**

Personen, die häufig süssstoffhaltige Limonaden trinken, bekommen über einen Zeitraum von mehreren Jahren eher Diabetes als jene, die solche Getränke selten oder nie trinken. Ob Süssstoffe tatsächlich die Ursache für das Entstehen von Diabetes sind, lässt sich aber nicht sicher sagen. Möglicherweise bevorzugen Menschen Light-Getränke, wenn sie von Haus aus ein erhöhtes Diabetesrisiko haben – beispielsweise aufgrund von Übergewicht.

Beweislage unzureichend niedrig mittel hoch

Jahrzehntelang galten künstliche Süssstoffe als Wundermittel für Diabetiker, doch inzwischen geraten sie zunehmend in die Kritik. Saccharin, Aspartam & Co. sollen die Wahrscheinlichkeit erhöhen, zuckerkrank zu werden. Zu diesem Ergebnis kommen vier Studien. Demnach erkranken Personen, die regelmässig künstlich gesüsste Limonaden trinken, eher an Diabetes als Personen, die solche Getränke kaum oder nie zu sich nehmen.

Unklar ist jedoch, ob tatsächlich Süssstoffe für das erhöhte Risiko verantwortlich sind. Hinweise für diese Vermutung finden sich nur in zwei der vier Studien, darunter eine grosse Untersuchung an 66 188 Frauen, die sich über einen Zeitraum von 14 Jahren erstreckte, sowie eine kleinere Studie. Unabhängig davon, ob sich die Teilnehmer der beiden Studien gesund ernährten, Sport trieben oder übergewichtig waren: Der Konsum von Light-Getränken steigerte die Wahrscheinlichkeit für Diabetes.

Es könnte allerdings sein, dass dieses Ergebnis in die Irre führt. Einer der grössten Risikofaktoren für die Entstehung von Diabetes ist Übergewicht. Gerade übergewichtige Menschen greifen aber möglicherweise in dem Glauben, etwas Gutes für ihre Gesundheit zu tun, vermehrt zu Light-Getränken. Somit sieht es aus, als ob Konsumenten süssstoffhaltiger Limonaden eher an Diabetes erkranken. Die tatsächliche Ursache ist aber eventuell nicht der Süssstoff, sondern das von vornherein erhöhte Risiko aufgrund des Übergewichts.

Die beiden zuvor genannten Studien zeigten einen Zusammenhang zwischen Diabetes und künstlich gesüssten Getränken, der unabhängig vom Körpergewicht auftrat. In zwei weiteren Studien fanden Wissenschafter jedoch keinen Beleg dafür. Wurde das Übergewicht der Studienteilnehmer berücksichtigt, ergab sich weder bei 40 389 Männern über einen Zeitraum von zwanzig Jahren noch bei 91 249 Frauen nach acht Jahren ein Hinweis auf ein erhöhtes Zuckerkrankheits-Risiko.

In zwei weiteren Studien untersuchten Forscher, ob Light-Getränke das Risiko für die Entstehung des sogenannten Metabolischen Syndroms erhöhen. Damit bezeichnen Mediziner eine Häufung von Stoffwechselstörungen, zu denen etwa Übergewicht, ein gestörter Blutzuckerhaushalt, erhöhte Blutfettwerte oder hoher Blutdruck zählen. Das Metabolische Syndrom kann eine Vorstufe zu einer Diabeteserkrankung sein, aber auch Patienten, die bereits Diabetes haben, leiden oft darunter. In beiden Studien erkrankten Personen, die häufig Light-Getränke konsumierten, deutlich häufiger an diesem Syndrom als Personen, die diese Getränke selten oder nie zu sich nahmen. Auch in diesen Studien war jedoch nicht berücksichtigt worden, ob das eventuelle Übergewicht der Studienteilnehmer für das erhöhte Risiko verantwortlich war.

LITERATURNACHWEIS AUF SEITE 217

Diabetes
Zucker

● ●

Erhöht der Konsum von Zucker das Risiko, an Diabetes vom Typ 2 zu erkranken **?**

● ●

Ob Zucker in Lebensmitteln das Risiko für Typ-2-Diabetes erhöht, ist unklar. Beim Konsum von mit Zucker gesüssten Limonaden scheint dies jedoch der Fall zu sein, zumindest bei Übergewichtigen.

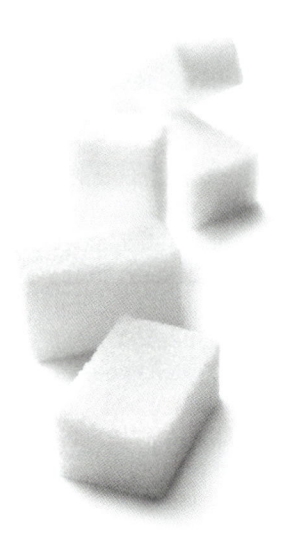

Beweislage unzureichend niedrig mittel hoch

Diabetes mellitus vom Typ 2, wie Mediziner die ernährungsbedingte Zuckerkrankheit nennen, ist eine der am weitesten verbreiteten Wohlstandserkrankungen der westlichen Welt. In der Schweiz sind schätzungsweise 450 000 Personen davon betroffen, die meisten davon sind älter als 40 Jahre. Typ-2-Diabetes macht etwa neun Zehntel aller Diabeteserkrankungen aus.

Die wichtigsten Risikofaktoren sind Übergewicht und Bewegungsmangel. Unsere Ernährungsweise mit viel rotem und verarbeitetem Fleisch, fettreichen Milchprodukten sowie Süssspeisen fördert die Erkrankung. Die Vererbung kann ebenfalls eine Rolle spielen.

Auch Zucker steht massiv im Verdacht, Typ-2-Diabetes zu verursachen. In Bezug auf gesüsste Limonaden scheint dieser Zusammenhang zumindest geklärt. Fasst man die Ergebnisse der vorhandenen Studien zum Diabetesrisiko durch gesüsste Limonaden zusammen, so zeigt sich, dass Personen, die einen oder mehrere Softdrinks pro Tag konsumieren, mit höherer Wahrscheinlichkeit an Typ-2-Diabetes erkranken als jene, die solche Getränke seltener als einmal pro Monat zu sich nehmen. Die Anzahl der Diabetiker unter den Vieltrinkern ist um ein Viertel höher als bei jenen Personen, die wenig oder keine Softdrinks konsumieren. Auch die Deutsche Gesellschaft für Ernährung (DGE) vertritt die Meinung, dass gezuckerte Limonaden das Diabetesrisiko deutlich erhöhen können.

Ein Detail wurde in vielen der analysierten Studien allerdings nicht beachtet – nämlich, dass die Studienteilnehmer möglicherweise übergewichtig waren. Das ist wichtig, denn Übergewicht ist ein hauptverantwortlicher Faktor für die Entstehung von Typ-2-Diabetes.

Der Konsum zuckerhaltiger Limonaden wiederum führt mit erhöhter Wahrscheinlichkeit zu Übergewicht. Forscher vermuten den Zusammenhang darin, dass die Getränke trotz des hohen Kaloriengehalts (rund ein Zehntel des flüssigen Inhalts ist reiner Zucker) kaum satt machen. Weil die Konsumenten nicht merken, dass ihr Körper bereits genug hat, nehmen sie mit der Nahrung mehr Energie auf, als sie brauchen. Und das führt auf Dauer zu Übergewicht.

Der Grund dafür, dass Limonaden das Diabetesrisiko erhöhen, könnte also darin liegen, dass die gezuckerten Getränke in grossen Mengen dick machen. Für Softdrinks ist der Zusammenhang mit Typ-2-Diabetes relativ deutlich. Ob er aber auch für Menschen gilt, die auf anderem Wege übermässig viel Zucker konsumieren, ist unklar. Die Ergebnisse unterscheiden sich stark, je nach Zuckerart und Studie.

Ob erhöhter Zuckerkonsum direkt Diabetes verursacht oder nicht, lässt sich durch Studien nicht belegen. Wird allerdings mit Zucker oder jedem anderen Nährstoff mehr Energie aufgenommen, als der Körper benötigt, entsteht Übergewicht. Und damit ergibt sich ein erhöhtes Diabetesrisiko.

LITERATURNACHWEIS AUF SEITE 217 / BILD: ISTOCK

Durchfall
Probiotika

Können Probiotika Durchfall infolge einer Antibiotikabehandlung vorbeugen **?**

Probiotika – Lebensmittel, die lebende Mikroorganismen enthalten, etwa sogenannte Functional-Food-Produkte – können möglicherweise durch Antibiotika bedingten Durchfall verhindern. Allerdings ist eine Prophylaxe nur bei 1 von 13 Patienten erfolgreich.

Beweislage unzureichend **niedrig** mittel hoch

Antibiotika töten nicht nur krank machende Bakterien ab, sondern auch nützliche, die unsere Darmflora bilden. Diese Mikroorganismen im Darm unterstützen die Verdauung und hindern krank machende Keime am Wachstum. Zur Verbesserung der Darmflora empfehlen manche Ärzte zusätzlich zu den verschriebenen Antibiotika die Einnahme von probiotischen Kapseln. Diese enthalten oft verschiedene Milchsäurebakterien oder Hefearten, die andere Mikroorganismen im Darm unterstützen sollen, damit der Durchfall idealerweise erst gar nicht auftritt.

Eine neuere Studie mit knapp 3000 Teilnehmern kommt zu dem Schluss, dass Probiotika derartige Durchfälle nicht verhindern können. Allerdings wurden darin nur stationär aufgenommene Spitalpatienten untersucht, die zumindest 65 Jahre alt waren und häufig auch an anderen Krankheiten litten. Auf die Gesamtbevölkerung lassen sich diese Ergebnisse deshalb nicht übertragen.

Eine Zusammenfassung der Ergebnisse bisheriger Studien zeigt zwar, dass Probiotika antibiotikabedingte Durchfälle möglicherweise verhindern können, sie scheinen allerdings nicht immer zu wirken. In den analysierten Arbeiten trat bei 21 von 100 Personen Durchfall auf, wenn sie Antibiotika einnahmen. Wurden zusätzlich Probiotika verabreicht, waren es nur 13 von 100 Personen. Für eine gesicherte Empfehlung sind grössere, nach strengeren wissenschaftlichen Kriterien durchgeführte Studien nötig.

Auch die zusammengefassten Ergebnisse von Studien an Kindern zeigen, dass hohe Probiotika-Dosen das Risiko für durch Antibiotika bedingten Durchfall etwas verringern können. 22 von 100 Kindern, die ein Scheinmedikament erhielten, bekamen nach dem Einnehmen von Antibiotika Durchfall. In der Probiotika-Gruppe waren es nur 8 von 100 Kindern. Die lebenden Keime vermindern offenbar Magen-Darm-Probleme, aber verhindern sie nicht immer zuverlässig.

Nebenwirkungen durch Probiotika sind selten, die Mikroorganismen werden meist gut vertragen. Ist das Immunsystem allerdings massiv geschwächt, können sie schwere Entzündungen auslösen.

Gegen Durchfälle, die durch eine Infektionskrankheit ausgelöst werden, können Probiotika wahrscheinlich auch helfen. Das zeigen zwei Übersichtsarbeiten zu Studien an Erwachsenen und Kindern. Demnach können Probiotika die Dauer von solchen Durchfällen um etwa einen Tag verkürzen. In bisher durchgeführten Studien waren mehr als sechs von zehn Patienten (meist Kinder) den Durchfall nach drei Tagen wieder los, wenn sie Probiotika einnahmen. Ohne Probiotika waren es nur vier von zehn.

Auch Kinder mit Durchfallerkrankungen über mehr als zwei Wochen profitieren möglicherweise von den lebenden Kulturen. Diese Gruppe von Erkrankten ist zwar nicht so gut untersucht, wahrscheinlich können Probiotika aber auch hier die Dauer der Beschwerden verkürzen.

LITERATURNACHWEIS AUF SEITE 217

Erkältung
Echinacea

Wirkt Echinacea-Extrakt gegen Erkältungskrankheiten?

Für eine vorbeugende Wirkung von Echinacea gegen Erkältungskrankheiten gibt es keine Hinweise. In manchen Fällen könnte ein Echinacea-Extrakt bei der Bekämpfung von Erkältungssymptomen zwar helfen, die Studienlage ist jedoch nicht eindeutig.

Beweislage unzureichend **niedrig** mittel hoch

Präparate aus Extrakten des Sonnenhutes (Echinacea) gehören zu den am häufigsten verkauften rezeptfreien Erkältungsmitteln in Apotheken. Die Heilpflanze stammt ursprünglich aus Nordamerika. Sie diente den dortigen Ureinwohnern vor allem zur Behandlung von Wunden und Schmerzen und weniger zur Therapie von Erkältungskrankheiten.

Ende des 19. Jahrhunderts gelangte der Sonnenhut dann nach Europa, wo er als Arznei zur Vorbeugung und Behandlung von Infekten der Atemwege Furore machte. Auch immunstimulierende Eigenschaften zur Abwehr von Erkältungen werden den Echinacea-Extrakten gerne zugesprochen. Zur Arzneimittelherstellung werden drei verschiedene Sonnenhutarten verwendet, wobei manchmal nur die Wurzeln, manchmal nur die Blätter oder aber die gesamte Pflanze zur Extrakt-Herstellung dienen. Einer systematischen Übersichtsarbeit der Cochrane Collaboration zufolge ergeben sich aus den 16 hochwertigsten verfügbaren Studien, die die Wirksamkeit von Echinacea untersuchten, keine einheitlichen Ergebnisse.

Während in gut der Hälfte der Arbeiten ein Effekt verschiedener Echinacea-Extrakte nachgewiesen wurde, traten in mehr als einem Drittel der Studien bei Erwachsenen keinerlei Wirkungen gegen Erkältungen zutage. Am ehesten scheinen noch Extrakte der oberirdischen Pflanzenteile des roten Sonnenhuts (botanisch Echinacea purpurea) in der Lage zu sein, Erkältungssymptome zu mildern. Bei anderen Echinacea-Arten oder bei Extrakten aus Echinacea-Wurzeln ist die wissenschaftliche Beweislage hingegen unklar. Eine vorbeugende, immunstimulierende Wirkung von Echinacea-Präparaten scheint insgesamt so gut wie ausgeschlossen zu sein.

Ein möglicher Grund für die Divergenz der Studienergebnisse könnte die unterschiedliche Herstellungsart der erhältlichen Echinacea-Produkte sein. Da die allerwenigsten dieser Zubereitungen jedoch gezielt in klinischen Studien untersucht und getestet wurden, lässt sich die allgemeine Wirksamkeit von Echinacea-Mitteln gegen Erkältungen nur mit Vorsicht beurteilen.

Ebenfalls noch abzuklären ist, inwieweit es bei der Einnahme von Echinacea-Präparaten zu unerwünschten Nebenwirkungen kommen kann. Hierzu existieren nur wenige Studien. Möglich erscheinen etwa allergische Reaktionen. So wird in einer Studie an Kindern von vermehrten Hautausschlägen nach der Einnahme von Sonnenhut-Mitteln berichtet. Kleinere Kinder sowie schwangere und stillende Frauen sollten Echinacea-Präparate nicht einnehmen, da zu wenig wissenschaftliche Daten vorliegen, die eine sichere Anwendung belegen.

LITERATURNACHWEIS AUF SEITE 216

Erkältung
Pelargonien-Extrakt

• • • • • • • • • • • • • • • • • • •

Wirkt ein Extrakt aus der Wurzel der Kapland-Pelargonie (Pelargonium sidoides) gegen Erkältungssymptome **?**

• • • • • • • • • • • • • • • • • • •

Es gibt schwache Hinweise auf eine solche Wirkung bei Bronchitis. Unklar ist die Wirksamkeit bei Nebenhöhlenentzündungen und gewöhnlichen Erkältungen.

Beweislage unzureichend **niedrig** mittel hoch

Pflanzliche Erkältungsmittel sind beliebt bei Patienten, da sie ein besseres Image geniessen als synthetisch hergestellte Wirkstoffe. Zudem hält sich hartnäckig der Glaube, dass Mittel der sogenannten Volksmedizin, die seit Jahrhunderten angewendet werden, wirksam sein müssen. Pflanzliche Mittel sind aber per se nicht weniger schädlich als chemische, zudem ist die Wirksamkeit nicht in allen Fällen abgesichert.

Die Wurzel der Kapland-Pelargonie (Pelargonium sidoides) wird in der traditionellen südafrikanischen Medizin bei der Behandlung von entzündlichen Atemwegserkrankungen angewendet. Die Wirksamkeit von Pelargonium-sidoides-Extrakt bei einzelnen Atemwegsinfekten wurde in mehreren Studien untersucht. Zusammengefasst ergibt sich, dass von 100 Erwachsenen mit akuter Bronchitis, die mit dem Pelargonium-Extrakt behandelt wurden, durchschnittlich 62 nach einer Woche noch Symptome aufweisen. Ohne Behandlung sind es 95. Bei Kindern zeigte sich ein ähnlicher Effekt (nach der Behandlung wiesen 80 von 100 Symptome auf, ohne Behandlung waren es 97). Allerdings gilt dies nur, wenn der Extrakt in flüssiger Form eingenommen wird. Für Pelargonium sidoides in Tablettenform konnte diese Wirkung bislang nicht nachgewiesen werden. Eine mögliche Wirksamkeit konnte auch bei einer Nasennebenhöhlenentzündung (Sinusitis) festgestellt werden. Während im Durchschnitt 90 von 100 erwachsenen Patienten nach 21 Tagen noch Symptome einer Sinusitis zeigten, waren es nach Behandlung mit Pelargonium sidoides nur 39 von 100.

Da allerdings alle oben genannten Studien vom Hersteller eines Pelargonium-Präparates finanziert wurden, ist die Vertrauenswürdigkeit der Arbeiten zu hinterfragen. Die vorliegenden Ergebnisse zur Wirksamkeit bei Bronchitis müssen deshalb noch durch unabhängige Studien abgesichert werden. Zudem unterscheiden sich alle beurteilten Einzelstudien in methodischer Hinsicht stark, was einen Vergleich der Ergebnisse schwierig macht. Daher gilt die Wirkung von Pelargonium-sidoides-Extrakt insgesamt noch nicht als ausreichend abgesichert.

LITERATURNACHWEIS AUF SEITE 216

Erkältung
Vitamin C

Schützt die Einnahme von Vitamin C vor Erkältungen **?**

Die vorbeugende Einnahme von hochdosierten Vitamin-C-Präparaten kann das Auftreten von Erkältungen nicht verhindern, sondern bestenfalls die Dauer der Erkrankung leicht reduzieren. Sind bereits erste Erkältungssymptome aufgetreten, hat eine Einnahme überhaupt keinen Effekt.

Beweislage unzureichend niedrig mittel **hoch**

Keine Erkältung ist wie die andere. Erkältungen sind eine Gruppe ähnlicher Krankheitsbilder. In der Regel werden sie von verschiedensten Viren ausgelöst – etwa vom Rhinovirus. Die Bekämpfung mit Medikamenten ist schwierig. Bestenfalls können die Symptome gemildert werden beziehungsweise lässt sich die Krankheitsdauer um einige Stunden verkürzen. Vom Arzt zu verschreibende Antibiotika sind – sofern nicht zusätzlich eine bakterielle Infektion vorliegt – zur Behandlung einer Erkältung ungeeignet. Antibiotika sind gegen Viren nämlich nicht wirksam.

Zur Behandlung von Erkältungskrankheiten sind auch zahlreiche Vitamin-C-haltige Präparate auf dem Markt, sei es als Nahrungsergänzungsmittel oder als Medikamente. Die Idee, Vitamin C (Ascorbinsäure) gegen Erkältungen einzunehmen, geht unter anderem auf den Chemie-Nobelpreisträger Linus Pauling zurück. Dieser pries die angeblichen Vorzüge von Vitamin C zum Schutz vor Erkältungen in den 1970er-Jahren in einem Buch. Seither gilt Ascorbinsäure als das Anti-Erkältungs-Vitamin schlechthin. Ausser in Zitrusfrüchten ist Vitamin C natürlicherweise unter anderem etwa in Peperoni, Grünkohl, Broccoli oder Fenchel enthalten. Empfohlen wird eine tägliche Aufnahme von zirka 100 Milligramm. Diese Menge wird bei ausgewogener Mischkost problemlos erreicht.

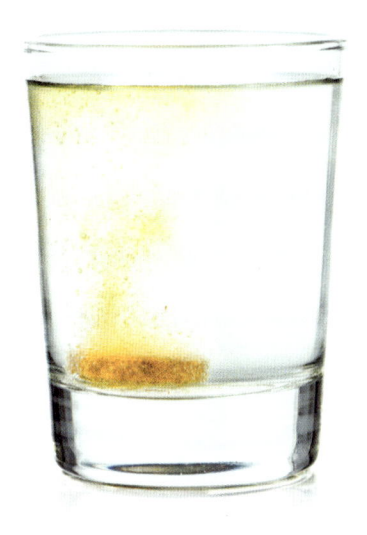

Die Wirksamkeit von Vitamin C wurde in zahlreichen Studien untersucht. Eine Auswertung von mehr als 30 Arbeiten zur Wirksamkeit von hochdosiertem Vitamin C (mehr als 200 Milligramm pro Tag) zeigt, dass die Häufigkeit von Erkältungen durch die tägliche Einnahme in der Normalbevölkerung nicht zurückgeht. Eine Ausnahme scheint für Leistungssportler zu gelten. Bei ihnen kann eine vorbeugende Einnahme die Erkältungshäufigkeit auf rund die Hälfte senken.

Bei vorsorglich eingenommenen Vitamin-C-Dosen (also bevor sich Symptome einer Erkrankung bemerkbar machen) ist eine geringfügige Verkürzung der Krankheitsdauer erkennbar, wobei dieser Effekt bei Kindern etwas grösser zu sein scheint als bei Erwachsenen. Bei einer Erkältungsdauer von drei bis sieben Tagen kann vorsorglich eingenommenes Vitamin C bewirken, dass sich die Krankheitsdauer geringfügig verkürzt – um weniger als einen Tag.

Zur Behandlung von Erkältungen, wenn also die Einnahme erst nach Einsetzen der ersten Symptome beginnt, sind Vitamin-C-Präparate dagegen ungeeignet. Sie können weder die Dauer der Erkrankung beeinflussen noch den Schweregrad. Vitamin-C-Zusätze in Medikamenten gegen Erkältungen sind demnach nutzlos.

Da Vitamin C wasserlöslich ist und über den Urin ausgeschieden wird, sind bei einer leichten Überdosierung keine schwerwiegenden gesundheitlichen Probleme zu erwarten. In grossen Mengen aufgenommen kann Ascorbinsäure jedoch gewisse Nebenwirkungen wie etwa Magen-Darm-Beschwerden (Durchfall, Krämpfe) oder auch Übelkeit und Erbrechen auslösen. Möglicherweise besteht dann auch ein erhöhtes Risiko für die Bildung von Nierensteinen.

LITERATURNACHWEIS AUF SEITE 215 / BILD: FOTOLIA

Gastritis
Broccoli

• • • • • • • • • • • • • • •

Kann der Verzehr von Broccoli eine durch das Magenbakterium Helicobacter Pylori verursachte Gastritis bessern **?**

• • • • • • • • • • • • • • •

Obwohl Laborversuche Hinweise auf eine antibakterielle Wirkung von Broccoli liefern, gibt es bisher keinen direkten Nachweis, dass das Essen des Gemüses eine wirksame Behandlung gegen Gastritis ist.

Beweislage **unzureichend** niedrig mittel hoch

Der Magen-Darm-Trakt des Menschen ist mit unzähligen Bakterien besiedelt. Viele davon sind ungefährlich, manche sogar wichtig für die Gesundheit. Allerdings gibt es auch Bakterien, auf die wir gut und gerne verzichten könnten. Eines davon ist Helicobacter Pylori. Ungefähr die Hälfte der Bevölkerung ist mit diesem Keim infiziert. In vielen Fällen haben die Betroffenen keine Beschwerden. Bei einem Teil macht sich Helicobacter Pylori allerdings auf höchst negative Weise bemerkbar. Das Bakterium kann nämlich die Funktion der Magenschleimhaut, die den Magen zum Schutz vor der aggressiven Magensäure auskleidet, empfindlich stören. Die Folge kann eine chronische Entzündung sein, die sich manchmal bis zum oberen Abschnitt des Dünndarms ausbreitet.

Eine solche Magenschleimhautentzündung (Gastritis) macht sich durch Oberbauchschmerzen, Blähungen, Übelkeit oder Erbrechen bemerkbar. Auch Appetitlosigkeit oder Völlegefühl können von diesem Bakterium verursacht werden. Manchmal entwickelt sich aus der Gastritis ein Geschwür im Magen oder im oberen Abschnitt des Darms. In seltenen Fällen kann das Bakterium auch zur Entstehung von Magenkrebs beitragen. Laut Statistik erkranken in Österreich jedes Jahr etwa 8 von 10 000 Menschen an dieser Krebsform, wobei bei einem Drittel der Fälle Helicobacter Pylori die Ursache zu sein scheint.

Eine bestehende Infektion kann vom Arzt durch eine Atemprobe, einen Stuhltest oder durch einen Bluttest erkannt werden. Ist man mit dem Bakterium infiziert, erhält man meist eine einwöchige Antibiotikatherapie in Kombination mit einem Magenschutz. Bei 2 von 10 behandelten Patienten bleibt die Therapie ohne Erfolg; ihnen wird meist ein zweiter Behandlungszyklus empfohlen. Ein grosses Problem dabei ist, dass Keime Antibiotikaresistenzen entwickeln und die Behandlung wirkungslos wird.

Neben der Antibiotikatherapie gibt es zahlreiche alternative Behandlungsansätze. Angeblich soll auch das Essen von Broccoli den Helicobacter-Keim nachweislich bekämpfen. Eine Therapie sieht vor, dass man sieben Tage lang täglich mindestens ein halbes Kilo Broccoli zu sich nimmt.

Das Gemüse ist reich an Vitaminen und Mineralstoffen. Eine Besonderheit stellt der Inhaltsstoff Sulforaphan dar. Diese Substanz wirkt zumindest im Reagenzglas gegen Helicobacter-Pylori-Keime. Auch in Tierversuchen wurde Ähnliches beobachtet. Da sich der menschliche Magen vom Magen eines Nagetieres stark unterscheidet, kann daraus aber nicht automatisch geschlossen werden, dass der Verzehr von Broccoli ein wirksames Mittel zur Bekämpfung von Gastritis beim Menschen ist.

Bisher existieren nur wenige klinische Studien zur Wirksamkeit von Broccoli. Ausserdem nahmen die Studienteilnehmer dabei anstelle von ausgereiftem Broccoli Broccolisprossen zu sich. Die Sprossen enthalten eine höhere Menge an Sulforaphan als das reife Gemüse. In einer wenig aussagekräftigen Studie an lediglich 10 Teilnehmern schien der Verzehr der Sprossen tatsächlich eine Besserung der Gastritis zu bewirken. Ob der Keim nicht genauso gut auch ohne Broccolisprossen verschwunden wäre, können die Forscher allerdings nicht beantworten. Dazu hätte auch eine Vergleichsgruppe, die keine Broccolisprossen zu sich nahm, untersucht weden müssen.

LITERATURNACHWEIS AUF SEITE 216

G

Gebärmutterhalskrebs
HPV-Impfung

Kann die HPV-Impfung Todesfälle durch Humane Papilloma-Viren (HPV) verhindern **?**

Die HPV-Impfung wird das Risiko für Gebärmutterhalskrebs wahrscheinlich verringern. Die Wirksamkeit der Impfung wird jedoch übertrieben dargestellt. Von der Infektion bis zur Ausbildung von Krebs kann es Jahrzehnte dauern, deshalb ist bislang nur die Wirksamkeit gegen Krebsvorstufen erforscht.

Beweislage unzureichend niedrig **mittel** hoch

Seit 2007 empfiehlt das Bundesamt für Gesundheit BAG die HPV-Impfung allen Mädchen und jungen Frauen, seit 2015 auch allen Buben und jungen Männern. Es kursieren jedoch häufig zu hohe Zahlen darüber, wie viele Todesfälle sich durch die Impfung verhindern lassen. Tatsache ist, dass Humane Papilloma-Viren (HPV) weit verbreitet sind. Übertragen werden sie vor allem durch sexuellen Kontakt. Schätzungen zufolge infizieren sich rund drei Viertel der erwachsenen Bevölkerung bis zum 50. Lebensjahr mit den Erregern. Häufig verlaufen HPV-Infektionen harmlos und verschwinden von selbst wieder, manchmal kann es aber auch zu lang anhaltenden Infektionen kommen. In wenigen Fällen kann sich daraus

Krebs entwickeln – vor allem im Gebärmutterhals. Gemäss BAG entwickelt sich bei jeder fünften Frau, die mit risikoreichen Papilloma-Viren infiziert ist, eine Krebsvorstufe oder Krebs.

In den letzten Jahrzehnten ist die Zahl der an Gebärmutterhalskrebs erkrankten Frauen und der damit verbundenen Todesfälle rückläufig – vermutlich aufgrund der regelmässigen Vorsorgeuntersuchungen. Dazu nimmt der Frauenarzt einen Abstrich von Zellen des Gebärmutterhalses, der dann unter dem Mikroskop auf Krebsvorstufen untersucht wird. Mit diesem sogenannten PAP-Test lassen sich die generell sehr langsam wachsenden Krebsvorstufen rechtzeitig erkennen, bevor sie sich – unter Umständen erst Jahrzehnte später – zu bösartigem Krebs entwickeln können.

Die aktuell angebotene HPV-Impfung schützt nur gegen die beiden HP-Viren (HPV-16 und HPV-18), die am häufigsten für die Entstehung von Gebärmutterhalskrebs verantwortlich sind. Diese beiden Virentypen lösen nämlich rund drei Viertel aller Gebärmutterhalskrebsfälle aus. Es können jedoch auch andere HP-Virenarten Krebs auslösen, vor denen die Impfung nicht schützt.

Die HPV-Impfung wirkt zudem nur, wenn es noch zu keiner Infektion mit dem Virus gekommen ist. Daher muss die Impfung vor dem ersten sexuellen Kontakt erfolgen.

Einer der beiden zugelassenen Impfstoffe schützt zugleich vor Infektionen mit den beiden Virentypen HPV-6 und HPV-11. Diese können ungefährliche Genitalwarzen verursachen. Genitalwarzen (auch Feigwarzen genannt) können lästig und störend sein, entwickeln sich jedoch nicht zu Krebs.

Da sich Gebärmutterhalskrebs wie erwähnt sehr langsam entwickelt, gibt es noch keine Studien, die die Auswirkung der HPV-Impfung auf das Auftreten von Gebärmutterhalskrebs untersuchen konnten. Die zusammengefassten Studienergebnisse zeigen aber, dass die Impfung bei jungen Mädchen das Auftreten von Krebsvorstufen deutlich verringert. Über Krebsvorstufen, die durch andere HPV-Typen als HPV-16 und -18 verursacht wurden, sagen diese Ergebnisse allerdings nichts aus, deshalb ist es wichtig, dass auch geimpfte Frauen regelmässig zum PAP-Test gehen.

Eine Modellrechnung des Wiener Ludwig Boltzmann Instituts für Österreich (etwa gleich viele Einwohner wie die Schweiz) kommt zu dem Ergebnis, dass die flächendeckende Einführung der HPV-Impfung für alle 12-jährigen Mädchen erste Erfolge in 20 Jahren zeigen würde. Am Ende dieser Zeitspanne könnte diese Massnahme etwa 7 Frauen pro Jahr das Leben retten. 50 Jahre nach Einführung des Impfprogramms wäre mit jährlich 33 Gebärmutterhalskrebs-Toten weniger zu rechnen.

LITERATURNACHWEIS AUF SEITE 216

Gelenk- und Muskelverletzungen
Kinesio-Tape

Hilft ein Kinesio-Tape bei der Behandlung von Gelenk- und Muskelverletzungen **?**

Es gibt keine Anzeichen dafür, dass ein Kinesio-Tape Schmerzen innerhalb weniger Tage verringern kann.
Ob Taping helfen kann, Bewegungseinschränkungen durch eine Verletzung zu verbessern, ist vollkommen unklar.

Beweislage unzureichend niedrig mittel hoch

Man sieht sie oft bei Profisportlern, die grellrosa oder knallblauen Klebebänder, die Beschwerden an Schultern, Nacken oder Armen lindern sollen. Glaubt man Berichten und Werbung, so ist das vom Japaner Kenzo Kase entwickelte Kinesio-Tape ein wahres Wundermittel. Ausser bei einem Tennisellbogen, verstauchtem Knöchel oder instabiler Schulter soll das Klebeband etwa auch bei Regelbeschwerden helfen, die Symptome zu mildern. Das auf die Haut geklebte Tape dehnt sich bei jeder Bewegung spürbar mit. Die Haut soll dadurch angehoben und der Druck auf die Schmerzrezeptoren verringert werden. Neben der Schmerzlinderung soll durch das Tape auch eine bessere Durchblutung und ein besserer Fluss der Lymphflüssigkeit in der betroffenen Region erreicht werden.

Die Liste der behaupteten Wirkungen ist lang, die Studienlage zum angeblichen Wunder-Tape dagegen höchst bescheiden, das Ergebnis ernüchternd. Bei den wenigen untersuchten Patienten mit Schulter- oder Nackenschmerzen gab es keine Anzeichen für eine Schmerzmilderung. Die Patienten wurden allerdings nur maximal sechs Tage lang untersucht. Ob das Tape nach einem längeren Zeitraum zur Besserung von Schmerzen beitragen könnte, lässt sich daher nicht sagen. Auch bei einer durch eine Verletzung verursachten Bewegungseinschränkung scheint das Tape nicht wirklich helfen zu können. Unterschiedliche Studien kamen zu teils widersprüchlichen Ergebnissen. Um die Auswirkung auf die Beweglichkeit einschätzen zu können, wären grössere Studien über längere Zeiträume notwendig.

LITERATURNACHWEIS AUF SEITE 216 / BILD: ISTOCK

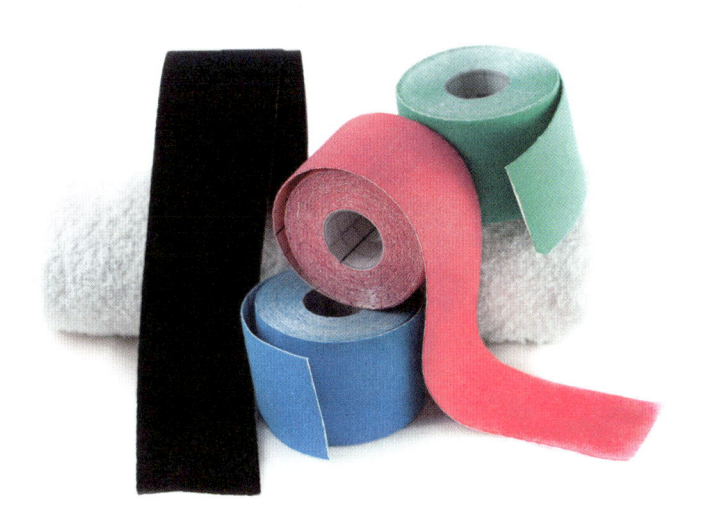

G

Generika
Wirksamkeit

Wirken Generika schlechter als Originalmedikamente **?**

Auswertungen klinischer Studien zufolge ist eine schlechtere Wirksamkeit von Generika im Vergleich zu Originalmedikamenten unwahrscheinlich. Allerdings gibt es bislang nur Vergleichsstudien für einige Wirkstoffe gegen Herz-Kreislauf-Erkrankungen und Epilepsie.

Beweislage unzureichend niedrig **mittel** hoch

Bekommt ein neues Arzneimittel die Zulassung, wird es für die ersten Jahre nach der Markteinführung unter Patentschutz gestellt. Durch diese Protektion soll es dem Hersteller ermöglicht werden, die oft hohen Kosten, die in die Entwicklung des Medikaments geflossen sind, ohne Konkurrenzdruck zurückzuerwirtschaften. Ist der Patentschutz abgelaufen, dürfen andere Hersteller Kopien des ursprünglich patentgeschützten Medikaments mit gleichen Wirkstoffen (Generika) verkaufen. Da die Nachahmer keine Entwicklungskosten finanzieren müssen, sind Generika meist – und teilweise erheblich – günstiger als die Originalmedikamente.

Ein Generikum enthält zwar genau denselben Wirkstoff wie das Originalmedikament, es kann sich allerdings in äusserlichen Merkmalen wie etwa Tablettenfarbe und -form, dem Bindemittel oder im Herstellungsprozess von diesem unterscheiden. Generika-Hersteller müssen lediglich nachweisen, dass ihre Präparate den Wirkstoff im Körper ebenso schnell und in derselben Menge freisetzen wie das Original (Nachweis der Bioäquivalenz).

Kritiker argumentieren, dass bereits geringe Abweichungen in der freigesetzten Menge bei Medikamenten mit enger therapeutischer Bandbreite negative Auswirkungen haben könnten. Das sind solche, die besonders genau dosiert verschrieben werden müssen: Ein Wirkstoff muss mit einer bestimmten Menge dosiert werden, damit der gewünschte Effekt erreicht wird. Wenn es nur wenig mehr braucht, bis bereits Vergiftungserscheinungen auftreten können, spricht man von einer engen therapeutischen Bandbreite. Zu diesen Wirkstoffen gehören beispielsweise gängige Epilepsie-Medikamente. Auch Mediziner vertreten die Meinung, dass das Risiko für Anfälle steigt, wenn bei Epilepsie von Originalpräparaten auf Generika umgestellt wird.

In einer 2010 veröffentlichten Übersichtsarbeit über sieben Einzelstudien wurde bei drei Wirkstoffen gegen Epilepsie ein Vergleich zwischen Originalpräparaten und Generika untersucht. In keinem Fall ergab sich ein Hinweis auf eine gehäufte Anfalls-Wahrscheinlichkeit. Auch eine neuere Analyse kommt zu derselben Einschätzung.

Bereits in einer früheren systematischen Übersichtsarbeit aus dem Jahr 2008 zur Behandlung von Herz-Kreislauf-Erkrankungen wurden 47 Einzelstudien ausgewertet, die die Wirksamkeit von Originalmedikamenten mit jener von Generika verglichen. Für keinen der untersuchten Wirkstoffe fand sich ein Hinweis auf eine geringere Wirksamkeit des Generikums.

Anhand der bisher veröffentlichten Studien lassen sich bis heute keine Beweise für eine Minderwertigkeit von Generika im Vergleich zu Originalmedikamenten finden. Generika, für welche die Austauschbarkeit (Bioäquivalenz) mit einem Originalmedikament bereits nachgewiesen wurde, unterscheiden sich vom Originalmedikament lediglich in Parametern wie Farbe, Tablettenform sowie nichtaktiven Stoffen, etwa Bindemitteln. Deshalb ist es auch unwahrscheinlich, dass sich durch neue und bessere Studien mit grösseren Teilnehmerzahlen eine andere Einschätzung bezüglich der Wirksamkeit von Generika ergibt.

LITERATURNACHWEIS AUF SEITE 216

Gesundheit
Amalgam

• • • • • • • • • • • • • • •

Sind Zahnfüllungen aus Amalgam gesundheitsschädlich **?**

• • • • • • • • • • • • • • •

Mit Ausnahme von sehr spezifischen Nebenwirkungen sind von Amalgamfüllungen keine Gesundheitsgefahren zu erwarten. Ausnahmen sind Überempfindlichkeitsreaktionen sowie mögliche Veränderungen der Mundschleimhaut.

Beweislage unzureichend **niedrig** mittel hoch

Kaum ein Erwachsener hat ein komplett kariesfreies Gebiss. Löcher in den Backenzähnen wurden früher oft und werden heute noch manchmal mit Amalgam verschlossen. Zahnärzte verwenden das silbergraue Füllmaterial seit über 160 Jahren. Die Legierung ist preisgünstig und leicht zu verarbeiten. Nach der Aushärtung zeichnen sich die Plomben durch Widerstandsfähigkeit und lange Haltbarkeit aus.

Trotz aller Vorteile wurde und wird darüber diskutiert, ob Amalgamfüllungen möglicherweise gesundheitliche Schäden verursachen. Der Grund dafür ist, dass Amalgam zu etwa 50 Prozent aus Quecksilber besteht. Dieses Metall kann Vergiftungen mit teils schwerwiegenden Folgen hervorrufen.

In der Tat ist Quecksilber im Körper von Menschen mit Amalgamfüllungen nachweisbar, zum Beispiel im Urin, im Blut oder in den Haaren. Beim Legen und Entfernen der Füllungen ist die Quecksilberbelastung am höchsten. Auch in der Zeit dazwischen tritt aus den Plomben ständig Quecksilberdampf aus, der eingeatmet wird und in den Körper gelangt. Allerdings gilt die Menge des so aufgenommenen Quecksilbers als ungefährlich. Überzeugende Hinweise auf einen Zusammenhang zwischen Amalgamfüllungen und der Entstehung verschiedener Krankheiten wie Autoimmunerkrankungen oder Alzheimer gibt es nicht. So konnten in zwei Studien mit über 1000 Kindern aus den USA und Portugal weder Nierenschä-den noch Beeinträchtigungen von Nervensystem, Verhalten oder Intelligenz festgestellt werden. Auch eine Untersuchung an 20 000 neuseeländischen Militärangehörigen fand keine Belege für einen Zusammenhang zwischen Amalgamfüllungen und einem erhöhten Erkrankungsrisiko.

Nachgewiesen werden konnten bislang lediglich Überempfindlichkeits- beziehungsweise allergische Reaktionen auf Amalgambestandteile, die sich über Symptome auf der Haut oder in der Mundhöhle zeigen. Ausserdem kommt es mitunter zu entzündlichen Veränderungen der Mundschleimhaut, im Fachjargon oraler Lichen ruber planus genannt. Die weisslichen Stellen heilen nach der Entfernung von unmittelbar angrenzenden Amalgamfüllungen nicht in jedem Fall komplett ab. Für andere durch Amalgam verursachte Erkrankungen fehlen belastbare Belege. Die Notwendigkeit eines Austausches von intakten Füllungen kann aus der aktuellen wissenschaftlichen Studienlage nicht abgeleitet werden. Allerdings kritisieren viele Wissenschafter, dass die Erforschung möglicher Gesundheitsschäden noch Lücken aufweist. Zudem liegen bei manchen Studien methodische Schwächen vor.

LITERATURNACHWEIS AUF SEITE 216

Gesundheit
Bio

• • • • • • • • • • • • • •

Sind Bio-Obst und Bio-Gemüse gesünder als konventionell angebaute Produkte **?**

• • • • • • • • • • • • • •

Biologische Landwirtschaft scheint den Anteil von Antioxidantien und Mikronährstoffen in Pflanzen zu erhöhen und die Pestizidbelastung zu senken. Ob sich das positiv auf die Gesundheit auswirkt, ist jedoch keineswegs klar. Gute Studien, die den gesundheitlichen Vorteil des Bio-Anbaus belegen, gibt es nicht.

Beweislage unzureichend niedrig mittel hoch

Biologische Lebensmittel seien gesünder als konventionell angebaute, das wird allgemein angenommen. Der Nachweis, ob ein Lebensmittel gesünder ist als ein anderes, ist jedoch schwer zu führen. Allein den Gehalt an Vitaminen und anderen nützlichen Nährstoffen sowie die Belastung mit schädlichen Substanzen zu messen, greift zu kurz. Selbst wenn sich hierbei Unterschiede finden, heisst das noch nicht, dass sie auch gesundheitliche Konsequenzen haben müssen. Die Antwort auf die Frage, ob bio tatsächlich gesünder ist, können nur Untersuchungen am Menschen erbringen. Dabei müsste bewiesen werden, dass Menschen, die Bio-Lebensmittel zu sich nehmen, gesünder sind als andere.

Eine Übersichtsarbeit über 153 Studien aus dem Jahr 2012 hat genau dies geleistet. Die Ergebnisse sorgten für Aufsehen, da kaum Unterschiede zwischen Bio-Lebensmitteln und konventionell angebauten Produkten gefunden werden konnten. Der einzige wesentliche Unterschied bezog sich auf Phosphor. Diese für den Menschen wichtige Substanz ist in Bio-Produkten konstant vermehrt vorhanden. Allerdings wird unser Phosphor-Bedarf auch durch konventionelle Lebensmittel mehr als ausreichend gedeckt.

Eine weitere, 2014 veröffentlichte Arbeit, bei der wesentlich mehr Inhaltsstoffe analysiert wurden, kommt zu einem differenzierten Ergebnis. Hier zeigte sich, dass Obst, Gemüse und Getreide aus biologischer Landwirtschaft teils deutlich mehr Mikronährstoffe enthalten als konventionell angebaute Pflanzen. Besonders gravierende Unterschiede traten bei Antioxidantien, Vitamin C und verschiedenen als möglicherweise gesundheitsfördernd bewerteten Stoffen wie Flavonoiden oder Xanthophyllen zutage.

Ob eine erhöhte Aufnahme dieser Stoffe die Gesundheit fördert, ist jedoch entgegen landläufiger Meinung nur unzureichend erforscht. Zudem fanden die Wissenschafter in den konventionell angebauten Pflanzen deutlich niedrigere Mengen des giftigen Schwermetalls Cadmium als in Bio-Pflanzen. Demgegenüber waren die Bio-Pflanzen nur etwa zu einem Zehntel mit Pestiziden belastet, bei den konventionell angebauten Produkten war dies beinahe bei jeder zweiten Probe der Fall. Da die Werte jedoch unter den vorgeschriebenen Grenzwerten liegen müssen und klinische Studien keine gesundheitlichen Folgen zeigen, steht noch nicht fest, ob die geringere Belastung der Bio-Produkte einen gesundheitlichen Vorteil mit sich bringt.

LITERATURNACHWEIS AUF SEITE 217

Gesundheit
Energiesparlampen

Geht von einer zerbrochenen Energiesparlampe eine Gesundheitsgefahr aus **?**

Geht eine Energiesparlampe zu Bruch, wird Quecksilberdampf in Mengen freigesetzt, die über den als unbedenklich geltenden Grenzwerten liegen können. Ob es dadurch zu Gesundheitsschäden kommen kann, ist nicht direkt untersucht. Nach guter Lüftung des Raumes geht die Belastung rasch zurück.

Beweislage unzureichend niedrig mittel hoch

Es wird immer wieder behauptet, dass von den Energiesparlampen Gesundheitsgefahren ausgehen. Fakt ist, dass Energiesparlampen geringe Mengen an Quecksilber enthalten, das bei Raumtemperatur verdampfen kann. Der Quecksilbergehalt in Energiesparlampen ist von Lampe zu Lampe unterschiedlich. Der Gehalt schwankt je nach Hersteller, Wattanzahl und dem Lebensalter einer Lampe. Quecksilber – insbesondere Quecksilberdampf – ist giftig und kann Nerven und Gehirn schädigen. Zu den typischen Folgen einer Quecksilbervergiftung zählen starkes Zittern oder psychische Veränderungen aufgrund der Nervenschädigung. Das sich entwickelnde Nervensystem von Kindern und Ungeborenen ist dabei besonders empfindlich.

Zerbricht eine Energiesparlampe, steigt die Quecksilberkonzentration in der unmittelbaren Umgebung der zu Bruch gegangenen Lampe stark an. Um zu analysieren, wie viel Quecksilberdampf nach dem Zerbrechen einer Lampe entweicht, wurden Lampen unterschiedlicher Hersteller in Räumen mit und ohne Belüftung zerbrochen und die Quecksilberkonzentration in der Luft wurde gemessen. In etlichen Fällen überstieg der Quecksilbergehalt in der Luft die als unbedenklich geltenden Grenzwerte deutlich. Wurde die zu Bruch gegangene Energiesparlampe jedoch sofort beseitigt und der Raum gut gelüftet, sank der Wert nach zehn Minuten meist wieder deutlich unter den Grenzwert.

Ob es dadurch zu Vergiftungserscheinungen beim Menschen kommen kann, wurde in diesen Experimenten zwar nicht direkt untersucht, allerdings erreichten die Quecksilberdampfkonzentrationen in der Raumluft in keiner Untersuchung Werte, für die eine gesundheitsschädliche Wirkung als wahrscheinlich gilt.

Geht eine quecksilberhaltige Energiesparlampe zu Bruch, ist es dennoch ratsam, Glasscherben rasch zu entsorgen und den betreffenden Raum gut zu durchlüften. Die kaputten Lampen beziehungsweise die Scherben sollten zudem keinesfalls mit dem Hausmüll entsorgt werden. Sie sind als Sondermüll zu behandeln.

LITERATURNACHWEIS AUF SEITE 217

Gesundheit
Fluorid

Ist fluoridhaltige Zahnpasta gesundheitsschädlich **?**

Für schwere Nebenwirkungen gibt es keinen Nachweis und sie sind bei sachgemässem Gebrauch auch nicht anzunehmen. Bei Kindern bis zu einem Alter von etwa acht Jahren kann das Verschlucken von fluoridhaltiger Zahnpasta zu einer milden dentalen Fluorose führen, die allerdings nicht gesundheitsschädlich ist.

Beweislage unzureichend niedrig mittel hoch

Karies ist eine der weltweit häufigsten chronischen Krankheiten. Dabei könnte sie mit geeigneten Methoden leicht verhindert oder zumindest gut eingedämmt werden. Dazu gehört die richtige und regelmässige Zahnpflege mit Bürste und Zahnpasta. Zahnpasta wird auf der ganzen Welt verwendet. Neben Putzkörpern, Aromen und weiteren Inhaltsstoffen steckt in Zahnpasta oft auch Fluorid.

Es ist sehr gut belegt, dass das Putzen mit fluoridhaltiger Zahnpasta das Kariesrisiko bei Erwachsenen, Jugendlichen und Kindern senkt. Denn Fluoride stärken die Zähne. Im Frühstadium kann Karies sogar «weggeputzt» werden, weil mithilfe von Fluoriden das Flicken von kleineren Schmelzschäden möglich ist.

Doch wie steht es um negative gesundheitliche Effekte, die bei der sachgemässen Anwendung von Zahnpasta auftreten? Bisher ist nur eine unerwünschte Wirkung gut belegt: die dentale Fluorose, auch Zahnfluorose genannt. Zu den Anzeichen einer dentalen Fluorose gehören feine weissliche Flecken und Streifen im Zahnschmelz der bleibenden Zähne. Solche Veränderungen werden meistens nur als kosmetisches Problem wahrgenommen – wenn überhaupt. Es kann allerdings auch zu auffälligen Oberflächenschäden und -verfärbungen kommen.

Gefährdet sind Kinder in den ersten Lebensjahren. Denn sie beherrschen das Ausspucken von Zahnpflegeprodukten nicht oder noch nicht sehr gut. Wenn sie Zahnpasta verschlucken, gelangen die in ihr enthaltenen Fluoride über den Verdauungstrakt ins Blut. Geschieht dies regelmässig und über einen längeren Zeitraum, kommt es zu einer Fluorid-Überversorgung. Kinder über acht Jahre, Jugendliche und Erwachsene bekommen keine dentale Fluorose mehr, weil bei ihnen Zahnentwicklung und Schmelzbildung abgeschlossen sind. Bei der Entscheidung für oder gegen eine höher konzentrierte Fluorid-Zahnpasta ist das individuelle Kariesrisiko wichtig. Auch andere Faktoren wie Hilfe durch die Eltern (zum Beispiel Nachputzen bis ins Schulalter) spielen eine Rolle. Der optimale Fluoridgehalt der Zahnpasta für ein Kind richtet sich weiter nach anderen möglichen Fluoridquellen wie Trinkwasser, Mineralwasser oder Fluorid-Medikamenten beziehungsweise fluoridhaltigen Zahnversiegelungen oder Lacken.

Wenn kleinere Kinder versehentlich hohe – und in diesem Fall durchaus gefährliche! – Fluoridmengen zu sich nehmen, sind akute Vergiftungen möglich. Lebensgefährlich kann es für ein einjähriges Kind von 10 Kilogramm werden, wenn es rund 45 Gramm einer Erwachsenen-Zahnpasta (Fluoridkonzentration 1100 ppm) isst. Eltern sollten also auf jeden Fall darauf achten, dass Kleinkinder keine Fluoridprodukte naschen können. Dazu zählen Fluoridtabletten, hochkonzentrierte Zahngels oder süsse Kinderzahnpasten mit Bonbon- und Fruchtgeschmack.

LITERATURNACHWEIS AUF SEITE 217

Gesundheit
Genmais

Ist der Verzehr von gentechnisch verändertem Mais gesundheitlich bedenklich **?**

Mehrere Fütterungsstudien an Ratten lieferten keine eindeutigen Hinweise auf eine gesundheitliche Bedenklichkeit verschiedener gentechnisch veränderter Maissorten. Ob möglicherweise Nebenwirkungen beim Verzehr über einen längeren Zeitraum auftreten können, lässt sich aufgrund fehlender aussagekräftiger Langzeitstudien am Menschen nicht beantworten.

Beweislage unzureichend niedrig mittel hoch

Gentechnisch veränderte Nahrungsmittel sind umstritten. Unter anderem deshalb, weil in Studien angebliche Krebsrisiken beim Verzehr derartiger Produkte nachgewiesen wurden. Viele gentechnisch veränderte Pflanzen enthalten ein künstlich eingefügtes Gen, das sie gegen Schädlingsbefall schützt. So wird beispielsweise Mais gegen die Larven des Maiszünslers immun. Das eingefügte Gen, welches ursprünglich aus dem Erbgut eines Bodenbakteriums stammt, liefert der Maispflanze den Bauplan für die Produktion eines Giftstoffes gegen die Larven des Schädlings. Häufig wird in das Erbgut gentechnisch veränderter Maispflanzen auch ein Gen eingefügt, das sie gegen das Unkrautvernichtungsmittel Glyphosat (Markenname Roundup) widerstandsfähig macht.

Doch was sagt die Wissenschaft zu den vermeintlichen Gesundheitsgefahren? Von insgesamt 12 Fütterungsstudien an Ratten mit gentechnisch verändertem Mais zeigte die Mehrzahl (9 von 12) keinerlei Auffälligkeiten. In allen Fällen unterschieden sich diejenigen Ratten, die Genmais im Futter erhielten, nicht von jenen Tieren mit herkömmlichem Maisfutter. Lediglich in einer Studie wurden leicht unterschiedliche Blutwerte festgestellt. Diese führten die Autoren aber auf eine deutlich höhere Konzentration von Maismehl im Futter zurück.

Konkrete Hinweise auf eine merkbare Giftigkeit gentechnisch veränderter Maispflanzen für den Menschen gibt es in der wissenschaftlichen Literatur keine. Auch die Europäische Behörde für Ernährungssicherheit EFSA kommt zu dem Ergebnis, dass eine Gesundheitsgefährdung durch Genmais unwahrscheinlich ist.

Andererseits existieren keine Untersuchungen, um mögliche Langzeitwirkungen beim Menschen ausschliessen zu können – immerhin unterscheidet sich ein Mensch doch in mehreren Merkmalen deutlich von einer Ratte.

LITERATURNACHWEIS AUF SEITE 217 / BILD: ISTOCK

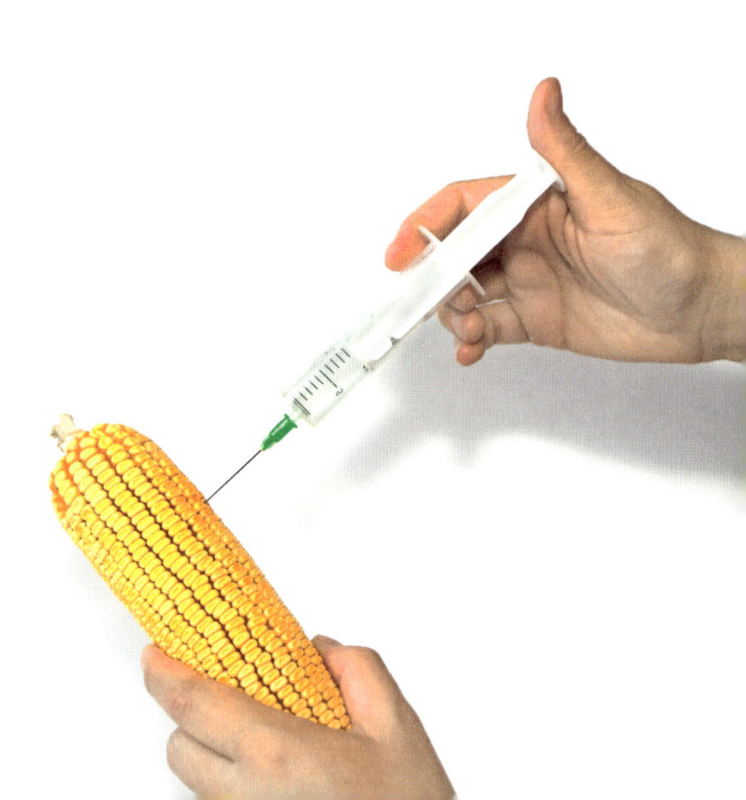

G

Gesundheit
Kaiserschnitt

•••••••••••••••••••••••••

Haben Kaiserschnitt-Babys im späteren Leben ein höheres Risiko für chronische Krankheiten **?**

•••••••••••••••••••••••••

Es gibt Hinweise auf eine moderate Risikoerhöhung für die Entwicklung von Übergewicht im späteren Leben. Für Asthma, Allergien und Typ-1-Diabetes ist dies unklar. Ob ein ursächlicher Zusammenhang zwischen Entbindungsmodus und Krankheitsentwicklung im Kindes-, Jugend- und Erwachsenenalter besteht, ist nicht geklärt.

Beweislage unzureichend niedrig mittel hoch

Etwa jedes dritte Kind kommt in der Schweiz per Kaiserschnitt zur Welt. In vielen Fällen sind dafür nicht unbedingt medizinische Gründe ausschlaggebend. Solche liegen zum Beispiel vor, wenn das Kind ungünstig liegt oder wenn eine Mehrlingsschwangerschaft vorliegt. Kindern, die per Kaiserschnitt auf die Welt kommen, bleibt zwar einerseits Stress erspart, andererseits treten nachgewiesenermassen erhöhte Kurzzeitrisiken auf, wie etwa Atemprobleme. Auch die Frage, ob gesundheitliche Probleme im Kindes-, Jugend- und Erwachsenenalter auf die abrupte Entbindung zurückzuführen sind, sorgt immer wieder für Diskussionen.

So berichten Forschergruppen, dass Übergewicht und Fettleibigkeit im späteren Leben bei Kaiserschnittgeburten ein wenig wahrscheinlicher sein könnten. Laut einer dieser Studien beträgt der Anstieg etwa ein Fünftel. Wären demnach von 100 vaginal entbundenen Kindern und Jugendlichen etwa 15 übergewichtig, so würde diese Zahl bei Kaiserschnittkindern auf 18 steigen. Fraglich erscheint aufgrund der Datenlage hingegen, ob Diabetes (Typ 1) nach einem Kaiserschnitt häufiger auftritt. Es gibt zwar eine entsprechende Übersichtsarbeit, doch diese weist deutliche methodische Mängel auf.

Gemäss einer anderen Studie ist auch das Asthmarisiko in der Kindheit erhöht. Demnach würden etwa 12 von 100 Kaiserschnittkindern Asthma entwickeln, während sonst nur 10 von 100 Kindern betroffen sind. Zu einem ähnlichen Schluss kommt auch eine weitere Arbeit, die darüber hinaus auf ein gesteigertes Heuschnupfenrisiko verweist. In einer anderen Studie glauben die Forscher ein erhöhtes Risiko für Lebensmittelallergien gefunden zu haben. Doch auch bei diesen Arbeiten ergibt sich kein klares Bild, weil wichtige Qualitätsmerkmale fehlen.

LITERATURNACHWEIS AUF SEITE 217

G

Gesundheit
Kosmetika

Sind hormonaktive Substanzen in Kosmetika ein Gesundheitsrisiko ?

Zwar enthalten zahlreiche Kosmetika tatsächlich Substanzen, die das Hormonsystem beeinflussen können, ein Gesundheitsrisiko ist aber nicht belegt. Ökologische Folgen sind hingegen bereits nachweisbar.

Beweislage unzureichend niedrig mittel hoch

Sogenannte Parabene haben die Eigenschaft, dass sie sehr gut gegen Bakterien und Pilze wirken. Deshalb werden sie gerne als Konservierungsmittel in Kosmetika eingesetzt. Doch Parabene haben einen schlechten Ruf. Die Verbindungen zählen zu den sogenannten endokrinen Disruptoren und es wird vermutet, dass sie unser Hormonsystem beeinflussen können. Die Stoffe werden unter anderem mit Brustkrebs, Unfruchtbarkeit, Übergewicht, Autoimmunerkrankungen und Parkinson in Verbindung gebracht.

Genau weiss man das aber nicht, denn Parabene werden nur an Zellkulturen im Labor oder im Tierversuch auf ihre schädigende Wirkung untersucht, wo sie eine schwache Wirkung auf Östrogen-Aktivitäten zeigen. Derartige Befunde allein geben jedoch noch keinen Aufschluss darüber, ob das auch für den Menschen gesundheitliche Folgen haben muss. Dafür braucht es Beobachtungen am Menschen, und die sind bei Parabenen spärlich und nicht eindeutig. Notwendig wären langjährige Beobachtungsstudien, bei denen Personen, die parabenhaltige Kosmetika verwendet haben, mit jenen verglichen werden, die das nicht tun. Doch solche Studien gibt es derzeit nicht.

Bei hormonaktiven Substanzen ist die Lage aus vielen Gründen kompliziert. Viele Chemikalien sind überhaupt nicht erforscht, die Wechselwirkung mit bestimmten Krankheiten ist unbekannt und es ist auch nicht ausreichend geklärt, wann und wie endokrine Disruptoren in die körperliche Entwicklung von Heranwachsenden eingreifen können. Tier- und Laborstudien zeigen, dass die Substanzen in bestimmten Lebensabschnitten besonders stark wirken, beispielsweise in der Embryonalentwicklung und in der Pubertät.

Hormonaktive Substanzen sind nicht nur in Kosmetika enthalten, sondern auch in zahlreichen anderen Produkten, etwa als Weichmacher in Kunststoff. Der Mensch ist also vielen solchen Einflüssen ausgesetzt. Das erschwert die Risikobewertung zusätzlich. Denn selbst wenn für jeden einzelnen hormonaktiven Stoff eine Obergrenze sinnvoll festgelegt werden könnte, ist damit noch lange nicht geklärt, wie sich endokrine Disruptoren auswirken; und immerhin werden derzeit rund 800 Chemikalien verdächtigt, das Hormonsystem stören zu können.

In einem Bericht von 2012 warnt die WHO davor, dass aufgrund der sich möglicherweise aufsummierenden Effekte das Risiko sogar noch stark unterschätzt werde. Neben dem direkten Einfluss auf die menschliche Gesundheit werden darin auch die Gefahren für die Umwelt thematisiert. Hormonaktive Substanzen reichern sich in manchen Bereichen an und haben massiven ökologischen Einfluss: Beispielsweise geht der WHO-Bericht davon aus, dass der Bestandsrückgang vieler Greifvogelarten, Schnecken und Robben mit endokrinen Disruptoren in Verbindung steht.

LITERATURNACHWEIS AUF SEITE 218

Gesundheit
Lippenstift

Besteht durch Metallverunreinigungen in Lippenstiften ein Gesundheitsrisiko **?**

Mehrere chemische Analysen ergaben Spuren von Metallen in Lippenstiften, die in hohen Konzentrationen prinzipiell schädlich sein können. In den Analysen wurde jedoch nicht geprüft, in welchen Mengen die Metalle tatsächlich aufgenommen werden und ob sie im Körper zu Schäden führen. Insgesamt ist noch zu wenig erforscht, ob für einige der Metallverunreinigungen bei sehr häufigem Lippenstiftgebrauch ein Risiko bestehen könnte.

Beweislage unzureichend niedrig mittel hoch

Wer häufig zum Lippenstift greift, «verspeist» Schätzungen zufolge im Laufe seines Lebens zwischen ein und zwei Kilo des Kosmetikartikels. Die Produkte sollen deshalb aus gesundheitlichen Gründen möglichst frei von Schadstoffen sein.

Immer wieder sorgen jedoch Berichte über Verunreinigungen mit Metallen für Verunsicherung. Vor allem Schwermetalle können die Gesundheit schädigen; wie stark, das hängt von der aufgenommenen Menge ab. Kosmetika müssen deshalb strenge Reinheitsanforderungen erfüllen, um in der EU erlaubt zu sein. Dass dies notwendig ist, zeigt eine Studie aus den USA. Forscher der Universität von Kalifornien untersuchten 32 Produkte auf Blei, Kupfer, Zink, Aluminium, Titan und Nickel und wurden fündig. Sie stiessen in Lippenstiften vor allem auf die Metalle Titan und Aluminium.

Unter der Annahme, dass der aufgetragene Lippenstift zur Gänze in den Körper aufgenommen wird, ergäbe sich ein täglicher Konsum von durchschnittlich 0,034 Milligramm Titan und 0,106 Milligramm Aluminium. Titan ist nicht toxisch. Der Mensch nimmt bis zu 1 Milligramm Titan am Tag mit der Nahrung auf. Der grösste Teil davon wird einfach wieder ausgeschieden. Die deutlich geringere Menge aus dem Lippenstift führt demnach zu keiner erhöhten Vergiftungsgefahr.

Noch ist unklar, ob Aluminium bei der Entstehung von Alzheimer eine Rolle spielt oder nicht. Die derzeit festgelegte Obergrenze für die tägliche Aufnahme von Aluminium liegt bei einem Milligramm pro Kilogramm Körpergewicht. Die Menge, die theoretisch aus Lippenstiften aufgenommen werden könnte, beträgt nur etwa ein Zehntel davon und kann daher vernachlässigt werden. Dies gilt auch für andere Metalle, die in noch geringeren Mengen in den Produkten gefunden wurden.

Die möglichen Gefahren relativieren sich zudem weiter, da die Wissenschafter bei ihren Berechnungen davon ausgingen, dass die gesamte Lippenstiftmenge verspeist wird. Es ist nicht untersucht worden, wie viel des Kosmetikums bei normaler Verwendung tatsächlich in den Körper gelangt.

Das deutsche Institut für Risikobewertung hält eine Neubewertung der gesundheitlichen Gefahren von Metallen in Kosmetika nicht für notwendig, da Metalle in der Umwelt überall vorkommen und über Nahrungsmittel und Trinkwasser aufgenommen werden. Metalle in Kosmetika spielen demnach nur eine untergeordnete Rolle. Ausserdem sind viele der analysierten Metalle nicht prinzipiell schädlich. Einige von ihnen, wie zum Beispiel Kupfer, Zink, Eisen oder Chrom, sind sogar essenziell und müssen dem Organismus zugeführt werden. Inwieweit die Verwendung von Lippenstiften bei häufiger Verwendung ein Gesundheitsrisiko darstellt, können nur genauere und umfangreichere Untersuchungen zeigen.

LITERATURNACHWEIS AUF SEITE 218

Gesundheit
Mangostanfrucht

Hat der Verzehr der Mangostanfrucht eine nachweisbare gesundheitsfördernde Wirkung **?**

Eine positive Wirkung auf das Immunsystem konnte in Studien nicht bestätigt werden. Die Auswirkungen der Mangostanfrucht auf andere Gesundheitsaspekte wurden bisher nicht untersucht.

Beweislage unzureichend niedrig mittel hoch

Mangostan ist eine tropische Frucht aus Südostasien, wo sie seit langem als traditionelles Heilmittel Verwendung findet. Auch in der westlichen Welt haben findige Unternehmer das Geschäft mit der dunkelvioletten Frucht entdeckt. Bereits 2006 wurden allein in den USA 150 Millionen Dollar mit Mangostansaft-Produkten umgesetzt. Dabei werben die Hersteller auch hier mit allerlei gesundheitsfördernden Nebenwirkungen ihrer Getränke. Das Fruchtfleisch der nur rund vier bis sieben Zentimeter grossen Früchte hat einen milden, lieblichen und leicht säuerlichen Geschmack.

In Südostasien wird vor allem die ungeniessbare Schale zur Behandlung von Wundinfektionen, Durchfall oder Blasenbeschwerden verwendet. Chemischen Untersuchungen zufolge hat die Mangostanfrucht einen hohen Anteil an antioxidativ wirkenden Substanzen, von denen manche Wissenschafter annehmen, dass sie vielfältige gesundheitsfördernde Wirkungen besitzen. Hat aber der Verzehr der Frucht oder von deren Saft tatsächlich eine nachweisbare positive Wirkung auf die Gesundheit?

Bisher wurden nur zwei relevante klinische Studien zur gesundheitlichen Wirkung der Mangostanfrucht durchgeführt. Beide untersuchten je ein kommerziell erhältliches Mangostan-Fruchtsaftprodukt, das Zusätze wie Vitamine, Grüntee oder den Saft anderer Früchte beinhaltet. In beiden Studien wurde eine Gruppe von Personen, die das Mangostan-Getränk konsumierte, mit einer Kontrollgruppe verglichen, die ein anderes Getränk oder gar nur fruchtzuckerhaltige Lösungen zu sich nahm.

In einer dieser Studien wurde die Auswirkung von unterschiedlichen Mengen des Saftproduktes auf das Körpergewicht sowie auf Blutwerte untersucht, die gewöhnlich bei Entzündungsprozessen erhöht sind. Nach acht Wochen konnte in der Gruppe, die das Mangostan-Getränk zu sich genommen hatte, weder eine Reduktion von Übergewicht noch eine Änderung entzündungsrelevanter Blutwerte nachgewiesen werden.

In der zweiten Studie konnte zwar nach 30 Tagen in der Mangostan-Gruppe eine Verringerung bestimmter Entzündungswerte festgestellt werden, für andere Werte hingegen ergab sich eine Erhöhung. Unter dem Strich war kein eindeutiges Ergebnis erkennbar.

Die Aussagekraft beider Studien ist allerdings gering, da nur die kurzfristigen Auswirkungen auf Blutwerte untersucht wurden. Keine Beachtung fanden längerfristige und eindeutigere Merkmale wie etwa die Häufigkeit von Erkrankungen, die Ausbildung von Krebs oder das Auftreten von Herz-Kreislauf-Beschwerden. Behauptungen, der Konsum von Mangostansaft stärke die Gesundheit, oder gar Empfehlungen zur optimalen Verzehrmenge lassen sich durch diese Studienergebnisse jedenfalls nicht aufrechterhalten.

LITERATURNACHWEIS AUF SEITE 218

Gesundheit
Mikrowelle

• •

Ist Gemüse, das im Mikrowellenherd zubereitet wurde, weniger gesund als auf andere Art zubereitetes Gemüse **?**

• •

Wie sich Gemüse bei der Zubereitung verändert, ist extrem unterschiedlich. Bei jeder Art der Erhitzung können Inhaltsstoffe verloren gehen oder auch leichter erschliessbar werden, egal ob in der Mikrowelle oder auf dem Herd.

Beweislage unzureichend **niedrig** mittel hoch

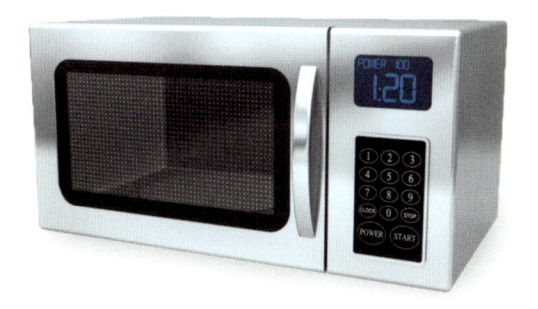

Gemüse enthält Vitamine und Antioxidantien in unterschiedlichen Konzentrationen. Die Menge und Zusammensetzung der Inhaltsstoffe verändert sich, wenn das Gemüse haltbar gemacht oder zubereitet wird. Die Mikrowelle ist seit dem Jahr 2002 in Verruf. Damals kam eine Studie zu dem Ergebnis, dass die Zubereitung von Broccoli in der Mikrowelle den grössten Verlust an gesunden Inhaltsstoffen nach sich zieht. Neuere Studien sehen die Sache differenzierter: Je nach Gemüsesorte und der genauen Art der Zubereitung kann die Mikrowelle besser oder schlechter geeignet sein als beispielsweise Kochen. Entscheidend ist zudem, wie viel Wasser verwendet wird, da viele Inhaltsstoffe wasserlöslich sind und über das Kochwasser verloren gehen. Einige Ergebnisse weisen darauf hin, dass Garen bei mässiger Temperatur die schonendste Zubereitungsart sein könnte.

So wie jede andere Zubereitungsart zerstört die Mikrowelle in einigen Fällen Inhaltsstoffe, in anderen hat sie positive Auswirkungen. Im schlimmsten Fall, wenn es mit Dauer und Wattzahl übertrieben wird, ist das Essen weniger gesundheitsfördernd, aber auf keinen Fall gesundheitsschädlich. Grundsätzlich unterscheiden sich die Nährwerte von konventionell zubereitetem und in der Mikrowelle zubereitetem Essen nicht signifikant. Treten gesundheitliche Probleme nach einem in der Mikrowelle zubereiteten Essen auf, dann liegt das am Essen und nicht an der Zubereitungsform.

Die Mikrowelle hat auch nichts mit Radioaktivität zu tun, sie arbeitet mit elektromagnetischer Strahlung. Sie ist vergleichbar mit Radiowellen – nur mit viel höherer Frequenz. Wassermoleküle besitzen ein Dipolmoment, das heisst, sie haben eine eher positiv und eine eher negativ geladene Seite. Dadurch können sie von elektromagnetischen Wellen in Schwingung versetzt werden. Die Energie der Strahlung wandelt sich in Wärmeenergie um. Die Nahrung wird also letztlich durch die enthaltenen Wassermoleküle erhitzt. In dem Moment, in dem die Mikrowelle ausgeschaltet wird, ist auch keine Strahlung mehr messbar.

LITERATURNACHWEIS AUF SEITE 218 / BILD: ISTOCK

Gesundheit
Muttermilch

Hat das Trinken von Muttermilch im Babyalter eine positive Wirkung auf die spätere Gesundheit und Entwicklung **?**

Es gibt Hinweise auf mögliche Langzeiteffekte. Allerdings kann der Einfluss des Muttermilchtrinkens nur schwer isoliert werden. Daher ist es fraglich, welche Bedeutung die gefundenen Effekte in der Praxis haben.

Beweislage unzureichend **niedrig** mittel hoch

Stillen ist das Beste fürs Baby – das behaupten sogar Hersteller von Säuglingsnahrung. Auch die WHO empfiehlt, Säuglinge während der ersten sechs Lebensmonate ausschliesslich mit Muttermilch zu füttern. Belegt ist, dass die Ernährung mit Muttermilch gewisse gesundheitliche Vorteile hat – etwa ein geringeres Risiko für einige Infektionserkrankungen im Säuglingsalter oder den plötzlichen Kindstod.

Auch in Industrieländern ist das Stillen von Neugeborenen weit verbreitet. Viele Mütter stellen dennoch bereits nach einigen Wochen teilweise oder ganz auf Fertignahrung um. Brasilianische Wissenschafter gingen deshalb der Frage nach, inwieweit sich eine kurze Stilldauer beziehungsweise das Verabreichen von Flaschenmilch langfristig auf die Gesundheit auswirkt und ob negative Folgen bei Kindern und Jugendlichen aus Industrieländern nachweisbar sind.

Die Forscher schauten sich die Ergebnisse vorhandener Studien an und konnten, was Cholesterin, Blutdruck, Typ-2-Diabetes, Intelligenz, Übergewicht und Fettleibigkeit angeht, gewisse Vorteile für gestillte Kinder ausmachen. Demnach sinkt einerseits das Risiko für Gewichtsprobleme, Bluthochdruck und Zuckerkrankheit, andererseits ist der Intelligenzquotient von Stillkindern etwas höher.

Die Wissenschafter weisen allerdings darauf hin, dass manche der vermeintlichen Effekte auf Mängel in den zugrunde liegenden Studien zurückzuführen sein könnten. Der höhere IQ bei Stillkindern etwa könnte durch Verzerrungseffekte in der Studie zustande gekommen sein. Auch andere der behaupteten Stillvorteile sind skeptisch zu betrachten, dies zeigt eine neuere Untersuchung amerikanischer Wissenschafter.

Diese verglichen gestillte Babys und Flaschenkinder, die in derselben Familie aufgewachsen waren, miteinander. Am Ende waren die vermeintlichen Unterschiede zum Beispiel hinsichtlich Body-Mass-Index, Leseleistung und Hyperaktivität deutlich schwächer bis gar nicht mehr vorhanden. Das Fazit der Wissenschafter: Die Ernährung mit Muttermilch sorgt wohl nicht für Vorteile in der langfristigen Entwicklung – zumindest hinsichtlich der in der Studie untersuchten Parameter. Vielmehr seien soziale und ökonomische Faktoren im Elternhaus entscheidend.

LITERATURNACHWEIS AUF SEITE 218

Gesundheit
Nanosilber

Hat Nanosilber einen gesundheitlichen Nutzen ?

Nanosilber kann antibiotisch wirken, es gibt aber keinen Nachweis dafür, dass es in diversen Produkten gesundheitliche Vorteile mit sich bringt. Auch zu kolloidalem Silber, das geschluckt wird, gibt es keine klinischen Studien; ernste Nebenwirkungen sind dagegen sehr wohl bekannt.

Beweislage unzureichend niedrig mittel hoch

Silber ist grundsätzlich für den Körper überflüssig, besonders in Form von Nanosilber sogar giftig. Nanosilber besteht aus sehr kleinen Teilchen (mit einem Durchmesser von maximal 100 Nanometern entsprechend einem Zehntausendstel-Millimeter), die leicht in Gewebe eindringen und stark in chemische Abläufe im Körper eingreifen können. Dennoch gilt Nanosilber in manchen Kreisen als Wundermittel, das in Form von Silbersalzpräparaten oder flüssiger Lösung meist unter dem Begriff kolloidales Silber eingenommen wird. Es gibt allerdings keine klinischen Studien, in denen die Wirksamkeit jemals untersucht worden wäre.

Gleiches gilt für Silber in Alltagsprodukten. Zwar zeigt Silber im Labor Wirkung gegen Bakterien, Viren und Pilze, ob das aber beim Einsatz in Alltagsprodukten nützt, ist ohne entsprechende Studien nicht zu sagen. Selbst in der Theorie ist nicht klar, ob antibakterielle Produkte überhaupt einen Nutzen für die Gesundheit haben.

Auch im klinischen Alltag verbreiten sich Silberprodukte. Vor allem in der Wundbehandlung sollen sie vor Infektionen schützen, eindeutige Ergebnisse, die eine positive Wirkung belegen würden, gibt es jedoch nicht. Eine Übersichtsarbeit der Cochrane Collaboration von 2010 zeigt, dass Wundbehandlungen mit verschiedenen Formen von Silber nicht besser vor Infektionen schützen als andere oberflächliche Wundbehandlungen. Einzelne kleine Studien weisen sogar auf längere Heilungszeiten hin. Klinische Studien zu anderen Silberanwendungen sind kaum zu finden. In einer Studie schnitt ein silberhaltiger Nasenspray in Kombination mit einem Wirkstoff bei Erkältungen besser ab als eine Salzlösung. Unklar ist, ob dies auf das Silber oder den Wirkstoff zurückzuführen ist.

Eine Wirkung ist nicht nachgewiesen, unerwünschte Nebenwirkungen aber schon. Geschlucktes kolloidales Silber wird vom Körper aufgenommen und lagert sich in allen Geweben ab. Bei Menschen, die sehr viel kolloidales Silber eingenommen haben, färbt sich die Haut deshalb blau. Dieses als Argyrie bezeichnete Phänomen lässt sich nicht mehr rückgängig machen. Aus Tierversuchen ist zudem bekannt, dass es durch Nanosilber zu Gewichtsverlust kommen kann und zu negativen Auswirkungen auf das Immunsystem.

Silber ist selten. Wenn Menschen es nicht absichtlich schlucken, ist die Gefahr einer Vergiftung gering. Durch den weitverbreiteten Einsatz in Alltagsgegenständen verändert sich jedoch die Hintergrundbelastung. Auch sind Resistenzbildungen bekannt. Bakterien und Keime werden immun, was Silber im klinischen Einsatz wirkungslos werden lassen kann.

Ausserdem sind wir auf bestimmte Bakterien angewiesen. Sie erfüllen in unserem Körper wichtige Funktionen. Die unnötige Anreicherung der Umwelt mit antibiotischen Wirkstoffen könnte Folgen für das Ökosystem haben.

LITERATURNACHWEIS AUF SEITE 219

Gesundheit
Rauchen

Verlängert es das Leben, wenn man mit dem Rauchen aufhört **?**

Ja. Gibt man das Rauchen auf, kann man sein persönliches Risiko, verfrüht zu sterben, stark reduzieren. Je früher man Nichtraucher wird, desto mehr nähert sich die Lebenserwartung an jene der Nichtraucher an.

Beweislage unzureichend niedrig mittel **hoch**

Wenn Sie rauchen, sterben Sie früher. Dieser Satz wird Rauchern bekannt vorkommen – er ist auf Zigarettenpackungen zu lesen. Dass Nichtrauchen gesünder ist als Rauchen, ist seit langem bekannt. Aber wie verändert sich das Krankheits- und Sterberisiko tatsächlich, wenn man das Rauchen aufgibt?

Eine grossangelegte Studie aus Grossbritannien beobachtete rund 1,2 Millionen Frauen zwischen 50 und 69 Jahren durchschnittlich zwölf Jahre lang und analysierte deren Rauchverhalten. Dabei zeigte sich, dass Frauen, die bereits zu Beginn der Studie geraucht hatten, ein dreimal höheres Sterberisiko aufwiesen als Nichtraucherinnen. Dieses Risiko konnte durch einen Rauchstopp allerdings deutlich gesenkt werden. Der Anteil jener Frauen, die verfrüht starben, war unter Raucherinnen, die bis zum Alter von 35 aufgehört hatten, nur geringfügig höher als unter Frauen, die nie geraucht hatten. Dabei war Lungenkrebs dennoch annähernd doppelt so häufig die Todesursache wie bei Nichtraucherinnen. Der Anteil verfrüht gestorbener Frauen, die sich das Rauchen vor dem 45. Geburtstag abgewöhnt hatten, war um etwa ein Fünftel grösser als bei Nichtraucherinnen. Lungenkrebs stellte dabei mehr als dreimal häufiger die Todesursache dar. Insgesamt verkürzte fortgesetztes Rauchen die Lebenszeit bei Frauen um durchschnittlich zehn oder mehr Jahre.

Eine kleinere Studie aus Norwegen an Männern und Frauen führte zu ähnlichen Ergebnissen, ebenso eine britischen Studie an 34 500 männlichen Ärzten über einen Zeitraum von 50 Jahren. Auch wenn die Anzahl der untersuchten Raucher viel geringer war als bei der Studie an den 1,2 Millionen Frauen, sind die Daten dennoch vielsagend. Jene Männer, die mit 30 Jahren aufhörten, verlängerten damit ihr Leben um zehn oder mehr Jahre. Selbst wer erst mit 60 das Rauchen sein lässt, gewinnt demnach im Vergleich zu weiterhin rauchenden Studienteilnehmern drei Jahre zurück.

Eine kürzlich veröffentlichte systematische Übersichtsarbeit fasst die Ergebnisse von insgesamt 17 Studien an insgesamt 1,2 Millionen älteren Menschen zusammen. Darin zeigt sich einmal mehr, dass ehemalige Raucher im Durchschnitt zwar kürzer leben als Menschen, die niemals geraucht haben, aber doch deutlich länger, als wenn sie weiterhin rauchen. Das Besondere an den Ergebnissen: Selbst wer im hohen Alter, etwa mit 80 Jahren, das Rauchen sein lässt, kann Lebenszeit gewinnen.

Fazit: Ein Rauchstopp bringt in jedem Alter Vorteile mit sich, was die Lebenserwartung angeht. Je früher man aufhört, desto geringer sind jedoch die Risiken, an einer Raucher-assoziierten Krankheit zu sterben.

LITERATURNACHWEIS AUF SEITE 219

Gesundheit
Rotwein

Schützt Rotwein besser vor Arteriosklerose oder Herz-Kreislauf-Erkrankungen als Weisswein **?**

Es gibt Hinweise darauf, dass moderate Mengen an Alkohol vor Herz-Kreislauf-Erkrankungen schützen könnten, der Effekt ist jedoch nicht gut abgesichert. Ob diese Wirkung bei Rotwein stärker ist als bei Weisswein oder anderen alkoholischen Getränken, ist nicht ausreichend untersucht.

Beweislage unzureichend niedrig mittel hoch

Jedes Jahr werden wir mit neuen Studien konfrontiert, die uns davon überzeugen sollen, wie gesund ein Glas Rotwein am Tag ist. Tatsächlich deuten Untersuchungen darauf hin, dass der massvolle Genuss von alkoholischen Getränken – ob Bier, Wein oder Schnaps – gut für die Gesundheit sein könnte. Menschen, die täglich kleine Mengen Alkohol zu sich nehmen, scheinen ein niedrigeres Herz-Kreislauf-Risiko zu haben und etwas länger zu leben als strikte Antialkoholiker. Bei Frauen wäre ein alkoholisches Getränk pro Tag am günstigsten für die Herzgesundheit, bei Männern dürften es bis zu zwei Getränke täglich sein.

Ein Problem ist, dass oft moderate Alkoholtrinker mit Personen verglichen wurden, die erst seit einiger Zeit abstinent waren, früher aber Alkohol getrunken hatten.

Die Verfasser einer 2012 erschienen Übersichtsarbeit haben deshalb nur jene Studien analysiert, in denen Wenigtrinker mit Personen verglichen wurden, die bereits seit ihrer Jugend abstinent leben. Ihr Ergebnis scheint die Schutzwirkung von Alkohol zu bestätigen: Teilnehmer, die ein Getränk am Tag (Männer bis zu zwei) zu sich nahmen, starben seltener an Herzerkrankungen. Allerdings haben die Forscher nicht untersucht, ob die Teilnehmer nicht durch andere Erkrankungen wie Schlaganfälle oder Krebserkrankungen früher gestorben waren als strikte Nichttrinker.

Kurzzeitstudien, bei denen die Versuchsleiter manche Teilnehmer Alkohol trinken liessen und sie dann mit abstinenten Teilnehmern verglichen, scheinen die These von der gesundheitsfördernden Wirkung von Alkohol zu stützen. Bereits nach einigen Wochen moderaten Alkoholkonsums verbesserten sich der Blutspiegel des guten HDL-Cholesterins sowie anderer Blutwerte.

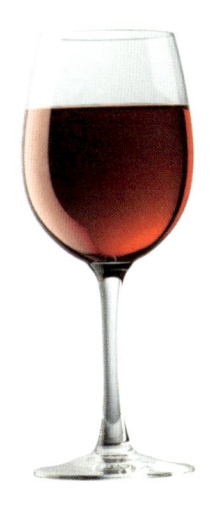

Teilnehmer von Langzeit-Beobachtungsstudien, die deutlich mehr als die empfohlene Menge von ein bis zwei alkoholischen Getränken am Tag zu sich nahmen, starben dagegen früher an Herz-Kreislauf- und anderen Erkrankungen als Wenig- und Nichttrinker. Alkohol in grösseren Mengen schädigt Organe und erhöht das Risiko für Krebs sowie Herz-Kreislauf-Erkrankungen. Zudem führt hoher Alkoholkonsum häufig zu psychischen und sozialen Problemen.

LITERATURNACHWEIS AUF SEITE 219 / BILD: ISTOCK

Gesundheit
Schüssler-Salze

Wirken Schüssler-Salze **?**

Es gibt keine einzige Studie zur Wirksamkeit von Schüssler-Salzen.

Beweislage unzureichend niedrig mittel hoch

Für die einen ist es Quacksalberei, andere schwören auf Schüssler-Salze. Tatsache ist, dass keine einzige Studie existiert, in der die Wirksamkeit von Schüssler-Salzen jemals untersucht wurde. Die Wirksamkeit der Methode basiert rein auf Annahme beziehungsweise sogenannten Anwendungsbeobachtungen. Dennoch werden die Präparate gegen alle möglichen Krankheiten angeboten und teuer verkauft.

Die Methode wurde vom Arzt Wilhelm Heinrich Schüssler (1821–1898) beschrieben. Die zentrale Annahme lautet, dass die meisten Krankheiten auf einen gestörten Mineralhaushalt zurückzuführen seien. So könne es etwa bei der Abwehr krank machender Reize zum Verlust von Mineralstoffen und damit zu einer Erkrankung kommen. Entsprechend soll die Zufuhr der fehlenden Mineralstoffe die Heilung der Krankheit bewirken. In der Schüsslerschen Theorie gelangen die aufgenommenen Mineralstoffmoleküle in die erkrankten Zellen und ziehen dadurch gleiche Moleküle aus dem umliegenden Gewebe in die kranke Region. Auf diesem Wege soll eine Heilung erreicht werden.

Ähnlich wie in der Homöopathie werden die Ausgangsstoffe sehr stark verdünnt. Das Prinzip der Homöopathie ist «Ähnliches mit Ähnlichem» zu heilen: Was beim Gesunden bestimmte Symptome auslöst, soll beim Kranken gegen genau diese Symptome helfen. Schüssler lehnte dieses Prinzip ab und berief sich auf physiologisch-chemische Vorgänge. Im Gegensatz zur Homöopathie, wo Tausende von Mitteln eingesetzt werden, sind es bei Schüssler nur zwölf.

Hauptbestandteil der Tabletten ist Milch- oder Rohrzucker. Da die Mineralsalze derart stark verdünnt sind, bestehen Schüssler-Salze folglich vor allem aus Zucker. Schüssler-Salze werden meist als Tabletten angewendet, die man im Mund zergehen lässt. Die Anhänger der Therapie gehen davon aus, dass die Mineralsalze über die Mundschleimhaut aufgenommen werden. Paradox erscheint, dass wir über die normale Nahrung ein Vielfaches der in den Präparaten verwendeten Mineralsalze ohnehin zu uns nehmen. Dass die Mineralstoffe in der Nahrung keine Wirkung haben, in Schüssler-Salzen hochverdünnt hingegen heilend wirken sollen, ist weder plausibel noch wissenschaftlich belegt. Die Einordnung aller Krankheiten in drei Entzündungsstadien ist ausserdem unzutreffend, denn keineswegs alle Erkrankungen lassen sich auf Entzündungsvorgänge zurückführen.

Selbstbehandlung allein mit Schüssler-Salzen bei ernsthaften Erkrankungen kann lebensbedrohlich sein, da eine notwendige medizinische Therapie unterbleibt oder verspätet begonnen wird. Die Empfehlung, ärztlich verordnete Medikamente zugunsten von Schüssler-Salzen in ihrer Dosierung zu verringern oder gar abzusetzen, kann beträchtliche gesundheitliche Risiken nach sich ziehen.

LITERATURNACHWEIS AUF SEITE 219

Gesundheit
Veganismus

• • • • • • • • • • • • • • •

Ist eine vegane Ernährung gesünder als Mischkost **?**

• • • • • • • • • • • • • • •

Weder Gefährlichkeit noch deutliche Vorteile können direkt belegt werden.

Beweislage unzureichend niedrig mittel hoch

Veganismus bedeutet völligen Verzicht auf tierische Produkte. Die Motive für die Wahl dieser Ernährungsform gehen meist über gesundheitliche Aspekte hinaus. Auch Fragen des Tierschutzes und der globalen Ressourcennutzung spielen eine Rolle. Umstritten ist, ob durch die vegane Diät gesundheitliche Nachteile zu befürchten sind, etwa eine Unterversorgung mit Vitamin B_{12} sowie ein erhöhtes Osteoporoserisiko.

Ernährungswissenschafter sagen, dass durch den Verzicht auf Fleisch- und Milchprodukte ein Mangel an Vitamin D und Kalzium auftreten kann. Vitamin D ist wichtig, um Kalzium für den Körper verfügbar zu machen. Kalzium spielt vor allem für den Knochenaufbau eine zentrale Rolle. Eine Übersichtsarbeit bestätigt, dass Veganer weniger Kalzium zu sich nehmen, als allgemein empfohlen wird. Bei Vitamin D sind keine eindeutigen Unterschiede zwischen Veganern und Menschen, die auch tierische Produkte zu sich nehmen, zu erkennen. Untersuchungen zeigen, dass die Knochenmineraldichte, die eine wichtige Voraussetzung für die Stabilität der Knochen ist und bei starker Abnahme auf Osteoporose hinweist, bei Veganern etwas geringer ist. Allerdings ist diese Verminderung nicht gross genug, um einen klaren Risikofaktor darzustellen.

Der Mangel an Vitamin B_{12} ist ein Thema im Zusammenhang mit Veganismus, da dieses Vitamin nur in tierischen Lebensmitteln in grösseren Mengen enthalten ist. Eine Unterversorgung mit Vitamin B_{12} kann zu Blutarmut und zu Schädigungen des Nervensystems führen. Untersuchungen haben ergeben, dass bereits Vegetarier weniger B_{12} als empfohlen aufnehmen.

Veganer und Vegetarier sollten diesen Mangel deshalb durch Nahrungsergänzungsmittel ausgleichen. B_{12}-Präparate für Veganer können mithilfe von Bakterien gewonnen werden. Die Schwierigkeit bei der Diagnose von chronischem B_{12}-Mangel besteht darin, dass mit pflanzlicher Kost auch eine grosse Menge an Folsäure (Vitamin B_9) aufgenommen wird. Folsäure hat jedoch die Eigenschaft, einen B_{12}-Mangel zu maskieren, sodass dieser erst bei ernsthaften neurologischen Beschwerden erkannt werden kann.

Eisen, Zink und Omega-3-Fettsäuren sind in veganen Diäten ebenfalls in geringerem Ausmass enthalten als in Mischkost. Die geringere Aufnahme von Eisen und Zink scheint nicht zu Mangelerscheinungen zu führen. Bezüglich Omega-3-Fettsäuren sollten Veganer Raps- und Leinöl sowie Walnüsse zu sich nehmen.

Als möglicher gesundheitlicher Vorteil des Veganismus gilt eine Senkung des Krebsrisikos. Zwar weisen manche Ergebnisse darauf hin, dass Fleisch ein Krebs-Risikofaktor sein kann, allerdings konnte bislang kein derartiger Effekt direkt belegt werden. Positive gesundheitliche Effekte von geringem Fleischkonsum gegenüber hohem Konsum von Fleischprodukten sind allerdings erwiesen.

LITERATURNACHWEIS AUF SEITE 219

Gesundheit
Vorsorgeuntersuchung

• •

*Verringern jährliche Gesunden-
untersuchungen das Risiko,
zu erkranken oder frühzeitig zu sterben* **?**

• •

Eine Vorsorgeuntersuchung
bei gesunden Menschen
kann das Risiko für Erkrankungen
oder einen frühzeitigen Tod
nur in gewissen Fällen verringern.

Beweislage unzureichend niedrig **mittel** hoch

Die Vorsorgeuntersuchung rettet Leben, so lautet die gängige Meinung. In Österreich wird – anders als in der Schweiz – seit 1974 die jährliche sogenannte Gesundenuntersuchung von der Krankenkasse bezahlt. Bestandteil ist eine Blutuntersuchung, bei der unter anderem die Blutfette, der Zucker und die Leberfunktion überprüft werden. Darüber hinaus werden Grösse, Gewicht und damit der Body-Mass-Index (BMI) ermittelt. Auch eine Blutdruckmessung, eine Harnanalyse und vor allem ein ausführliches ärztliches Gespräch, bei dem auch auf den Lebensstil Bezug genommen wird, sind vorgesehen.

Ziel solcher Vorsorgeuntersuchungen ist es, möglichst früh Krankheitsvorstufen zu erkennen, damit gesundheitsfördernde Massnahmen ergriffen werden können, bevor die Erkrankung überhaupt ausbricht. Doch geht diese Strategie auf?

Eine umfassende systematische Übersichtsarbeit der Cochrane Collaboration ging der Frage nach, inwieweit durch eine jährliche Vorsorgeuntersuchung Krankheitsentstehung und Sterblichkeit gesenkt werden können. Insgesamt wurden 14 Studien mit mehr als 180 000 Probanden analysiert. Dabei konnte kein positiver Effekt der Gesundenuntersuchung auf die Sterblichkeit und die Wahrscheinlichkeit für schwere Erkrankungen festgestellt werden. Es wurden weder weniger Todesfälle verzeichnet, noch verringerte die regelmässige Teilnahme an der Vorsorgeuntersuchung das Risiko, Krebs oder Herz-Kreislauf-Erkrankungen wie Herzinfarkt und Schlaganfall zu erleiden sowie daran zu sterben. Auch die Wahrscheinlichkeit, an Angina Pectoris (dies sind anfallartige Brustschmerzen) oder Bronchitis zu erkranken, war demnach nicht geringer als bei jenen Personen, die nicht an den Untersuchungen teilnahmen.

Die Autoren führen dies teilweise darauf zurück, dass Ärzte bei ihren Patienten ein erhöhtes Krankheitsrisiko bereits im Laufe anderer Untersuchungen frühzeitig erkennen und Krankheiten deshalb nicht erst im Rahmen einer Vorsorgeuntersuchung entdeckt werden. Weiter dürften jene Patienten, welche die jährliche Gesundenuntersuchung in Anspruch nehmen, von vornherein mehr auf ihre Gesundheit achten. Personen mit erhöhtem Krankheitsrisiko, für die eine Vorsorgeuntersuchung am sinnvollsten wäre, scheinen diese demnach weit seltener in Anspruch zu nehmen.

(Siehe dazu auch Darmkrebs/Koloskopie, Seite 46)

LITERATURNACHWEIS AUF SEITE 219

Grippe
Impfung

Ist die Behauptung übertrieben, dass eine Grippeimpfung bis zu 90 von 100 Influenza-Infektionen verhindern kann ?

Ja. Eine Grippeimpfung kann bei Erwachsenen durchschnittlich nur knapp 60 von 100 Influenza-Fällen verhindern.

Beweislage unzureichend niedrig mittel **hoch**

Das Influenza-Virus sorgt meist in der kalten Jahreszeit für zahllose Krankheitsfälle. 100 000 bis 250 000 Personen pro Jahr besuchen in der Schweiz wegen grippeartigen Symptomen den Arzt. Im Normalfall dauert die «echte» Grippe mit Fieber und Gliederschmerzen nur wenige Tage, Symptome wie Husten und Abgeschlagenheit können allerdings über Wochen anhalten. Besonders bei älteren oder chronisch kranken Personen sowie Kleinkindern kann eine Grippeinfektion tödliche Folgen haben. Durchschnittlich 400 Personen jährlich sterben in der Schweiz daran. Dazu zählen Zweitinfektionen, etwa durch Bakterien verursachte Lungenentzündungen oder in seltenen Fällen auch Herzmuskelentzündungen. Eine Grippeimpfung bietet einen gewissen Schutz vor einer Influenza-Infektion. Sie wird vor allem älteren Personen empfohlen.

Da sich Influenza-Viren immer wieder verändern, ist die Herstellung von Impfstoffen kompliziert. Die Weltgesundheitsorganisation WHO versucht jeweils relevante Grippeviren zu identifizieren, anhand derer dann gezielt Impfstoffe hergestellt werden. Die Entwicklung der Impfstoffe, bei denen inaktivierte Influenza-Viren oder Teile der Virushülle die Antikörperproduktion im menschlichen Körper anregen sollen, nimmt bis zu neun Monate in Anspruch. Daher ist es nicht unwahrscheinlich, dass sich gerade kursierende Influenza-Viren von denen, die für die Herstellung des Impfstoffes verwendet wurden, etwas unterscheiden. Schon bisher war es unter Wissenschaftern kein Geheimnis, dass Grippeimpfstoffe nur bedingt wirksam sind. Die Autoren einer grossen Übersichtsarbeit kamen bereits im Jahr 2000 zu dem Schluss, dass eine Impfung gegen das Influenza-Virus nur 68 von 100 Grippeerkrankungen verhindern konnte. In einer 2014 aktualisierten Version korrigierten die Autoren die Zahlen sogar noch leicht nach unten. Demzufolge schützt eine Impfung in Jahren, in denen der Impfstoff gut mit den kursierenden Influenza-Viren übereinstimmt, in 62 von 100 Fällen vor einer Grippe, in Jahren mit einer schlechten Übereinstimmung nur in 55 von 100 Fällen.

Kritiker bemängeln, dass dabei auch Studien berücksichtigt wurden, in denen grippale Infekte irrtümlich als Influenza-Infektionen eingestuft wurden. Diese werden jedoch von anderen Erregern ausgelöst, gegen die die Impfung keine Wirkung hat. Eine neue Auswertung mit jenen Studien, in denen auch tatsächlich Influenza-Viren im Körper der Patienten nachgewiesen werden konnten, attestiert, dass die Grippeimpfung durchschnittlich in 59 von 100 Fällen schützt, wobei diese Zahl nicht weiter nach Jahren mit guter und schlechter Grippevirus-Übereinstimmung aufgeschlüsselt wurde.

Überraschend ist, dass es für Risikogruppen wie etwa ältere Menschen zwar kaum genaue Untersuchungen zur Wirksamkeit einer Grippeimpfung gibt, jedoch eine Impfempfehlung ausgesprochen wird. Bei Kindern existieren mehr Studien. So könnten inaktivierte Impfstoffe einer systematischen Übersichtsarbeit zufolge etwa 41 von 100 Grippefällen verhindern. Dies gilt allerdings erst ab einem Alter von zwei Jahren. Bei jüngeren Kindern scheinen die Impfstoffe wirkungslos zu sein.

Ebenfalls kaum Untersuchungen gibt es zu den möglichen Nebenwirkungen einer Grippeimpfung bei Kindern und älteren Menschen. Bei erwachsenen Geimpften kommt es häufig zu Hautrötungen an der Einstichstelle, Verhärtungen oder Muskelschmerzen. Ernstere Nebenwirkungen treten zwar selten auf, sind jedoch nicht auszuschliessen. In etwas weniger als einem unter 100 Fällen führt die Grippeimpfung zu vorübergehenden Schwellungen im Gesicht oder zu Atemschwierigkeiten, die allerdings nach einiger Zeit wieder zurückgehen. Eine sehr selten auftretende schwere Nebenwirkung ist das Guillain-Barré-Syndrom. Dabei handelt es sich um eine Lähmungserscheinung. Bei einer bis zwei von einer Million geimpften Personen scheint die Grippeimpfung dafür verantwortlich zu sein.

LITERATURNACHWEIS AUF SEITE 219

Herzinfarkt
Feinstaub

Steigert die Feinstaubbelastung das Herzinfarktrisiko – selbst wenn die Grenzwerte eingehalten werden **?**

Aktuelle Studien deuten darauf hin, dass die alltägliche Feinstaubbelastung das Risiko für akute Herzerkrankungen (Herzinfarkt, Angina Pectoris, Schlaganfall) steigern kann. Auch die allgemeine Sterblichkeit ist möglicherweise schon durch die «erlaubte» Langzeitbelastung innerhalb der aktuellen EU-Grenzwerte erhöht.

Beweislage unzureichend niedrig **mittel** hoch

In verschmutzter Luft schwirren neben Gasen alle möglichen festen Teilchen herum. Die kleinsten davon sind unsichtbar. Sie werden unter dem Begriff «Feinstaub» zusammengefasst und in die Staubfraktionen PM10 (kleiner als 10 Mikrometer beziehungsweise einem Hundertstelmillimeter) und PM2,5 (kleiner als 2,5 Mikrometer) unterteilt. Zum Vergleich: Normales Haar ist etwa 70 Mikrometer dick.

Die durch Verbrennungsprozesse aus Industrie, Verkehr und Haushalten in die Luft gelangenden Teilchen werden nach dem Einatmen nicht von den Härchen und Schleimhäuten im Nasen-Rachen-Raum ausgefiltert, sondern geraten in die Atemwege, wo sie sogar bis in die Lungenbläschen vordringen können.

Wie die Feinstaubteilchen den Körper schädigen können, ist noch nicht bis ins letzte Detail geklärt. Entzündungen und andere Mechanismen spielen dabei eine Rolle. Schätzungen zufolge kostete die Luftverschmutzung durch Feinstaub im Jahr 2010 weltweit 3,1 Millionen Menschen das Leben. Feinstaub gehört somit zu den problematischsten gesundheitsgefährdenden Faktoren überhaupt.

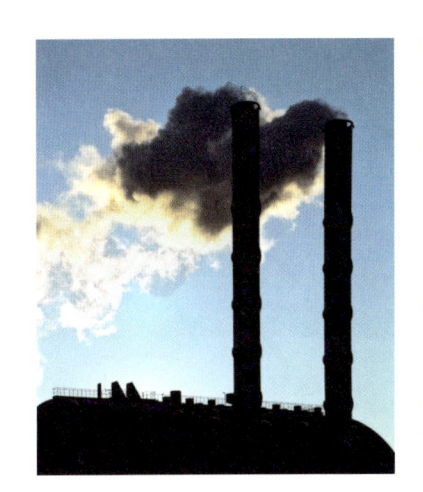

Die winzigen Partikel sind nicht nur in Schwellenländern wie China und Indien ein Problem. Eine aktuelle Analyse wirft ein kritisches Licht auf die derzeitigen Feinstaubgrenzwerte in der Europäischen Union; diejenigen der Schweiz sind gleich. Die Untersuchung an über 367 000 Erwachsenen aus 13 europäischen Ländern deutet darauf hin, dass eine Langzeitbelastung mit Feinstaub das Sterblichkeitsrisiko ganz allgemein erhöht – also lebensverkürzend wirkt.

Seit Jahren mehren sich auch Anhaltspunkte, wonach eine langfristige und vergleichsweise niedrige Feinstaubbelastung das Risiko für Herz-Kreislauf- oder Lungenerkrankungen erhöhen kann. Bereits das kurzfristige Einatmen grösserer Feinstaubmengen macht einen Herzinfarkt dabei wahrscheinlicher. Eine im Januar 2014 veröffentlichte Übersichtsstudie kommt zu dem Ergebnis, dass die Langzeitbelastung mit Feinstaub am Wohnort die Wahrscheinlichkeit von Herzinfarkt und instabiler Angina Pectoris («Herzenge», ein Vorzeichen eines drohenden Herzinfarkts) erhöht.

Das erhöhte Erkrankungsrisiko entnahmen die Forscher aus den Gesundheitsdaten von über 100 000 Europäern aus schwach bis stark belasteten Gegenden. Zu Beginn der mehrjährigen Untersuchung waren alle Teilnehmer noch herzgesund, im Laufe der Studie erlitten über 5100 von ihnen einen Herzinfarkt oder entwickelten eine instabile Angina Pectoris. Aus ihren Analysen schlossen die Forscher, dass ein Anstieg der jährlichen Konzentration von PM2,5 um fünf Mikrogramm pro Kubikmeter Luft beziehungsweise von PM10 um zehn Mikrogramm pro Kubikmeter zu einem um 13 Prozent erhöhten Herzinfarktrisiko führt. Als besonders bedenklich heben die Autoren hervor, dass die Risikoerhöhung schon unterhalb der vorgeschriebenen EU-Grenzwerte für Feinstaub auftritt (25 Mikrogramm pro Kubikmeter für PM2,5; 40 Mikrogramm pro Kubikmeter für PM10).

LITERATURNACHWEIS AUF SEITE 220 / BILD: ISTOCK

Herzinfarkt
Olivenöl

Schützt die regelmässige Einnahme von kalt gepresstem Olivenöl vor koronaren Herzerkrankungen wie Herzinfarkt **?**

Der regelmässige Verzehr von kalt gepresstem Olivenöl kann koronaren Herzerkrankungen möglicherweise vorbeugen. Ein direkter Nachweis ist allerdings noch ausstehend.

Beweislage unzureichend **niedrig** mittel hoch

Kalt gepresstes Olivenöl ist aus der mediterranen Küche nicht wegzudenken. Neben seinen geschmacklichen Vorzügen werden dem «flüssigen Gold» auch positive Wirkungen für die Herzgesundheit zugesprochen. So sollen etwa einer neuen spanischen Studie zufolge zwei Esslöffel am Tag das Herzinfarktrisiko bereits um die Hälfte senken können. Damit wäre der vermehrte Gebrauch von Olivenöl höchst empfehlenswert, sind Herz-Kreislauf-Erkrankungen hierzulande doch klar die häufigste Todesursache, noch vor Krebs, und für über ein Drittel aller Todesfälle verantwortlich.

Bereits vor einigen Jahrzehnten zeigten Ergebnisse der sogenannten «Sieben-Länder-Studie», dass durch Herzerkrankungen bedingte Todesfälle in der Mittelmeerregion seltener vorkommen als etwa in Mittel- und Nordeuropa oder den USA. Den Grund dafür vermuteten Forscher in der traditionellen Ernährungsweise dieser Länder, unter anderem auch in der dort weit verbreiteten Verwendung von Olivenöl. Das im Mittelmeerraum verwendete Öl wird traditionell rein mechanisch und ohne Verwendung von Hitze aus den Oliven herausgepresst – man spricht von kalt gepresstem Olivenöl. Wird das Öl raffiniert, gehen viele natürliche Bestandteile wie Tocopherole und Polyphenole verloren – Substanzen, bei denen einige Wissenschafter eine positive gesundheitliche Wirkung vermuten.

Mit der Frage, ob Olivenöl tatsächlich das Risiko für Herzinfarkte und andere Herzerkrankungen mindern kann, haben sich bereits zahlreiche Forscher beschäftigt. In den Jahren 2012 und 2013 wurden zwei grosse Untersuchungen (eine an rund 30 000 italienischen Frauen, eine an über 40 000 Spanierinnen und Spaniern) veröffentlicht. In den beiden Studien traten nach 8 beziehungsweise 13 Jahren bei Personen mit hohem Olivenölkonsum deutlich seltener Herzerkrankungen auf als bei Personen, die wenig Olivenöl konsumierten. Bei Menschen, die mehr als 30 Gramm Olivenöl pro Tag konsumieren, ist das Risiko für eine Herzerkrankung demnach nur halb so gross wie bei Personen, die weniger als 15 Gramm pro Tag oder gar kein Olivenöl zu sich nehmen.

Bei genauerem Blick auf die spanische Studie fallen allerdings einige methodische Mängel auf. So wurde erst nachträglich im Rahmen einer Befragung unter den Studienteilnehmern erhoben, wie viel Öl sie täglich konsumiert hatten. Dies könnte die Studienergebnisse verfälscht haben. Zudem waren nur ältere Personen zwischen 55 und 80 Jahren mit stark erhöhtem Herzkrankheitsrisiko in die Studie eingeschlossen. Unklar, weil nicht untersucht, ist auch die Frage, wie gross der Anteil der Kost und wie gross jener des Olivenöls war.

In zwei anderen Studien wurden Herzinfarktpatienten mit Personen, die noch keinen Infarkt erlitten hatten, in Bezug auf die jeweils konsumierte Olivenölmenge verglichen. Dabei fiel auf, dass in der Gruppe der Herzinfarktpatienten Personen mit niedrigem Olivenölkonsum deutlich in der Minderzahl waren. Die Wissenschafter schlossen daher auf eine signifikante Schutzwirkung des Öls.

Auch in anderen Studien deutet sich an, dass regelmässiger Olivenölkonsum positive Auswirkungen auf die Herz-Kreislauf-Gesundheit hat. Allerdings wurde bei allen bisher vorliegenden Untersuchungen die täglich aufgenommene Menge an Olivenöl nur indirekt anhand einer Befragung zu typischen Essgewohnheiten geschätzt. Das kann zu Verzerrungen der tatsächlichen Daten führen und die Verlässlichkeit der Studienergebnisse mindern. Bessere Studien, bei denen die konsumierte Olivenölmenge nicht nur geschätzt, sondern exakt gemessen wird, würden genauere Aussagen über die Schutzwirkung von Olivenöl erlauben.

LITERATURNACHWEIS AUF SEITE 220

Herz-Kreislauf-Erkrankungen
Mediterrane Ernährung

Senkt eine mediterrane Ernährungsweise das Risiko für Herz-Kreislauf-Erkrankungen **?**

Mehrere grosse Studien zeigen, dass eine mediterrane Ernährungsweise wahrscheinlich vor Erkrankungen des Herz-Kreislauf-Systems schützen kann.

Beweislage unzureichend niedrig **mittel** hoch

Mediterrane Ernährung wird immer wieder mit guter Gesundheit und hoher Lebenserwartung in Verbindung gebracht. Der mediterrane Speisezettel enthält im Allgemeinen Obst, Gemüse und (Vollkorn-)Getreideprodukte, Nüsse, Olivenöl, Milchprodukte, vor allem Käse und Joghurt, Fisch, Geflügel, Eier und Wein. Auf rotes Fleisch wird weitgehend verzichtet.

Einer US-amerikanischen Studie zufolge, an der 7500 Personen mit erhöhtem Herz-Kreislauf-Risiko teilnahmen, traten bei den sich mediterran ernährenden Teilnehmern nach fünf Jahren um 30 Prozent weniger ernste Herz-Kreislauf-Erkrankungen auf als bei den Patienten einer Vergleichsgruppe.

Zu einem ähnlichen Ergebnis, nämlich einem um 37 Prozent reduzierten Risiko für Herz-Kreislauf-Erkrankungen, kamen zwei systematische Übersichtsarbeiten mit insgesamt über zwei Millionen Studienteilnehmern. Bei diesen Studien handelt es sich jedoch um Beobachtungsstudien, bei denen noch viele andere Faktoren einen Einfluss auf die Herzgesundheit haben könnten. Ob es tatsächlich allein auf die Mittelmeerkost ankommt, lässt sich damit nicht eindeutig sagen.

Andererseits gibt es jedoch klare Hinweise darauf, dass eine konsequente Ernährungsumstellung positive Auswirkungen auf die Gesundheit hat. Stellt man nur auf Olivenöl um, isst jedoch weiterhin täglich rotes Fleisch und Eier, erzielt man einen geringeren Effekt, als wenn man seine Ernährungsgewohnheiten komplett verändert. Bei einer konsequenten mediterranen Ernährung kann das Risiko, an einer Herz-Kreislauf-Erkrankung zu sterben, um bis zu ein Viertel gesenkt werden.

Neben einer geringeren Zahl an Herz-Kreislauf-Erkrankten ist auch die Krebsrate in südeuropäischen Ländern deutlich geringer. Der Grund scheint auch hier in der mediterranen Küche zu liegen. Demnach erkrankten um sechs Prozent weniger Teilnehmer an Krebs, wenn sie sich mediterran ernährten. Eine Umstellung auf die Mittelmeerkost dürfte ganz allgemein die Wahrscheinlichkeit erhöhen, länger zu leben.

LITERATURNACHWEIS AUF SEITE 220

Herz-Kreislauf-Erkrankungen
Omega-3-Fettsäuren

Schützen Omega-3-Fette vor Herz-Kreislauf-Erkrankungen **?**

Möglicherweise kann die regelmässige Zufuhr von Omega-3-Fettsäuren das Sterberisiko durch Herz-Kreislauf-Erkrankungen etwas senken. Die Studienergebnisse sind aber teilweise widersprüchlich.

Beweislage unzureichend **niedrig** mittel hoch

Anfang der 1980er-Jahre entdeckten Forscher, dass Ureinwohner in Grönland, die traditionell viel Fisch verspeisen, nur selten Herz-Kreislauf-Erkrankungen erleiden. Den Grund sahen Wissenschafter in Omega-3-Fetten, die vor allem in Fisch und Meeresfrüchten in grossen Mengen enthalten sind. Omega-3-Fettsäuren sind essenzielle Nährstoffe, die der Körper nur in ungenügenden Mengen selbst herstellen kann. In fettreichem Fisch kommen vor allem die beiden Omega-3-Fettbestandteile Eicosapentaensäure (EPA) und Docosahexaensäure (DHA) vor. Die ebenfalls zu den Omega-3-Fettsäuren zählende Alphalinolensäure ist in einigen Pflanzenölen (etwa Leinsamen-, Raps- oder Sojaöl) vorhanden. Speziell DHA ist besonders für die frühe Entwicklung des Gehirns im letzten Schwangerschaftsdrittel und den ersten beiden Lebensjahren wichtig. Bei Erwachsenen ist die genaue Funktionsweise der Omega-3-Fettsäuren allerdings noch kaum erforscht.

Drei systematische Übersichtsarbeiten zeigen, dass Omega-3-Fette das Auftreten von Herzinfarkten und Schlaganfällen zwar nicht verhindern können. Sehr wohl scheinen sie allerdings dazu beitragen zu können, das Risiko zu senken, an einer Herz-Kreislauf-Erkrankung wie Herzinfarkt zu sterben. Eine Fischportion pro Woche könnte demnach zumindest eine von zehn Personen vor dem Tod durch Herz-Kreislauf-Krankheiten bewahren. Das allerdings erst nach durchschnittlich 16 Jahren Konsum. Bei zwei bis vier wöchentlichen Fischmahlzeiten sinkt das Risiko noch etwas mehr, ab fünf wöchentlichen Portionen sehen die Forscher keinen Vorteil mehr. Ob der schützende Effekt dabei nur von den in Fisch reichlich vorkommenden Omega-3-Fetten ausgeht, ist jedoch unklar. Immerhin enthält Fisch noch weit mehr Nährstoffe.

Allerdings ist der Genuss von Meeresfischen aufgrund des teils hohen Quecksilbergehaltes gesundheitlich nicht unumstritten. Durch Umweltverschmutzung gelangt das Schwermetall in die Weltmeere und wird von Meerestieren in unterschiedlichen Konzentrationen aufgenommen. Vor allem grosse Raubfische wie Makrele, Torpedobarsch, Weisser Thunfisch oder auch Haie sind mit dem Nervengift belastet. Fischölkapseln als Nahrungsergänzungsmittel sind selten mit bedeutenden Quecksilbermengen kontaminiert, sie können aber durchaus andere Umweltgifte wie polychlorierte Biphenole oder Dioxine – wenn auch in sehr niedrigen Mengen – enthalten.

Ernste Nebenwirkungen von Fischölpräparaten sind nicht bekannt. Möglicherweise kann ein erhöhtes Blutungsrisiko nicht völlig ausgeschlossen werden. Häufiger treten Verdauungsprobleme oder Übelkeit auf. Bei täglichen Dosen von vier Gramm Omega-3-Fetten oder mehr sind bis zu 20 von 100 Personen von Verdauungsbeschwerden betroffen.

LITERATURNACHWEIS AUF SEITE 220

Herzprobleme
Energydrinks

• • • • • • • • • • • • • • •

Schadet der regelmässige Konsum von Energydrinks der Herzgesundheit **?**

• • • • • • • • • • • • • • •

Diese Frage ist unzureichend erforscht. Für eine Einschätzung des Herzrisikos durch Energydrinks müssen grössere Studien über einen längeren Zeitraum durchgeführt werden.

Beweislage **unzureichend** niedrig mittel hoch

Energydrinks sind in Verruf geraten, da sie angeblich negative Auswirkungen auf die Herzgesundheit haben. So beobachteten Forscher in einer Studie, dass die Kontraktionen des Herzens eine Stunde nach dem Konsum eines Energydrinks mit Koffein und Taurin stärker werden. Dies ist allerdings eine bekannte Wirkung von Koffein, die auch auf Kaffeegenuss zutrifft. Ob der veränderte Herzschlag gesundheitliche Auswirkungen hat, blieb in der Studie zudem unklar.

Eine Zusammenfassung bisheriger Studienergebnisse liefert insgesamt ein widersprüchliches Bild. So könnten Energydrinks möglicherweise Herzschlagfrequenz und Blutdruck kurzfristig erhöhen, dies ist aber nicht gemäss allen Studien der Fall. In den meisten Untersuchungen wurden Herzschlagfrequenz, Blutdruck und bestimmte Blutwerte höchstens drei Stunden nach Konsum eines einzigen Energy-Getränks gemessen.

Die Auswirkungen über einen längeren Zeitraum von 10 Wochen wurden lediglich in einer Studie an 38 Männern untersucht, die täglich vor sportlichem Training zehn Wochen lang Energydrinks konsumierten. Doch abgesehen davon, dass auch dieser Zeitraum zu kurz ist, um langfristige Auswirkungen auf die Herzgesundheit beurteilen zu können, war die Anzahl der Teilnehmer zu klein, um zu aussagekräftigen Ergebnissen kommen zu können.

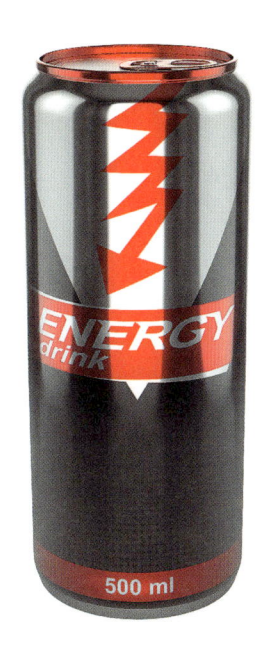

Was neben Studien noch bleibt, sind Berichte von Todesfällen nach dem Konsum von Energydrinks, teilweise in Kombination mit Alkohol. Dass die Energydrinks dabei den Tod ausgelöst haben, ist nicht gesichert. Gleiches gilt für Fälle von akutem Nierenversagen oder epileptischen Krampfanfällen, die mit der Aufnahme von Taurin in Energydrinks in Zusammenhang gebracht werden. Ob tatsächlich die Energydrinks schuld an den Krampfanfällen waren und wie gross das Risiko dafür in der Bevölkerung allgemein wäre, lässt sich aus diesen Fallberichten nicht schliessen.

Zwischen 2001 und 2007 dokumentierten deutsche Giftinformationszentren rund 90 Fälle von unerwünschten Wirkungen nach dem Konsum von Energydrinks. Die Symptome reichten von Bauchschmerzen über Bluthochdruck, beschleunigtem Herzschlag, Kammerflimmern und Sehstörungen bis hin zu Krampfanfällen. Allerdings ist unklar, ob die Betroffenen nicht zusätzlich Medikamente, Drogen oder Alkohol konsumiert hatten. Ob und inwieweit Energydrinks an den Vergiftungsfällen beteiligt sind, lässt sich deshalb nicht zweifelsfrei belegen.

Für die meisten Erwachsenen scheinen bis zu 400 Milligramm (mg) Koffein pro Tag unbedenklich. Das entspricht je nach Stärke etwa zwei bis vier Tassen Kaffee. Für Jugendliche und Kinder ist derzeit noch unbekannt, wie hoch die maximal zuträgliche Tagesdosis ist – sehr wahrscheinlich liegt sie jedoch deutlich niedriger. In der EU zugelassene Energydrinks dürfen maximal 80 mg Koffein pro Viertelliter beinhalten.

Energydrinks werden allerdings häufig in Verbindung mit Alkohol konsumiert. Wechselwirkungen zwischen Alkohol und Koffein oder anderen Energydrink-Inhaltsstoffen sind unzureichend erforscht. Energydrinks sollten deshalb nicht mit Alkohol gemischt werden.

LITERATURNACHWEIS AUF SEITE 221 / BILD: ISTOCK

Heuschnupfen
Akupunktur

• • • • • • • • • • • • • • •

Hilft Akupunktur gegen Heuschnupfen **?**

• • • • • • • • • • • • • •

Zur Wirkung von Akupunktur auf Heuschnupfenbeschwerden gibt es widersprüchliche Befunde. Eine langfristige Besserung ist nach derzeitiger Studienlage unwahrscheinlich.

Beweislage **unzureichend** niedrig mittel hoch

Für Menschen mit Heuschnupfen kündigt sich der Frühling häufig mit Niesreiz und einer juckenden, rinnenden oder verstopften Nase an. Auch Hals, Ohren und Augen können betroffen sein. Meistens sind Gräser- und Blütenpollen Auslöser der «saisonalen allergischen Rhinitis», wie der Heuschnupfen im Fachjargon genannt wird. In Europa ist Heuschnupfen weit verbreitet: Etwa jeder Fünfte leidet daran. Die Krankheit kann die Lebensqualität erheblich mindern. Zur Symptombekämpfung kommen Medikamente wie Antihistaminika und Kortisonpräparate zum Einsatz.

Ebenfalls häufig Anwendung findet die Akupunktur. Was diese Methode aus der traditionellen chinesischen Medizin (TCM) genau bewirkt, ist ungeklärt. Für einen gewissen schmerzlindernden Effekt liegen Belege vor. Was Heuschnupfen angeht, ist die Faktenlage deutlich bescheidener. Zwei Übersichtsarbeiten, die Studienmaterial aus den Jahren 2007 und 2008 auswerteten, fanden keine Beweise für eine Wirksamkeit.

Etwas zuversichtlicher geben sich die Autoren einer Studie, die Anfang 2013 veröffentlicht wurde. Dafür wurden 422 Heuschnupfenpatienten aus Deutschland per Zufall in drei Gruppen aufgeteilt: Die einen gingen zu zwölf regulären Akupunktursitzungen. Die Probanden in Gruppe zwei erhielten ebenso viele Scheinbehandlungen, bei denen die Nadeln bloss oberflächlich und nicht an Akupunkturpunkten gesetzt wurden. Die dritte Probandengruppe (Kontrollgruppe) wurde nicht akupunktiert. Alle Versuchsteilnehmer durften bei Bedarf Medikamente gegen allergische Beschwerden einnehmen. Am Ende der Behandlungen, also nach acht Wochen, gaben die korrekt akupunktierten Patienten im Durchschnitt eine geringfügig bessere Lebensqualität an und sie benötigten weniger Medikamente. Die Verbesserung sei jedoch, so schränken die Autoren ihre Befunde selbst ein, vermutlich zu klein, um in der Praxis Relevanz zu haben. Darüber hinaus war der Effekt zwei Monate nach Behandlungsende verflogen. Ausserdem weist die Studie diverse Schwachpunkte auf.

Wie bei anderen Akupunkturstudien ist es auch hier fraglich, ob die Besserung der Heuschnupfenbeschwerden auf die Nadelstiche selbst zurückzuführen war oder ob die positive Erwartungshaltung für das gesteigerte Wohlbefinden (mit)verantwortlich war. Um zwischen Placeboeffekt und der spezifischen Wirkung von Akupunktur unterscheiden zu können, sind weitere Untersuchungen mit besseren Studiendesigns notwendig. Dazu gehören auch ausgeklügelte und standardisierte Verfahren zur Scheinbehandlung.

LITERATURNACHWEIS AUF SEITE 221

Hirnentzündung und Masern
Impfung

••••••••••••••••

Ist das Risiko für tödliche Spätfolgen einer Masern‑infektion höher als bisher angenommen **?**

••••••••••••••••

Eine Erkrankung an der Hirnentzündung SSPE mit Todesfolge scheint in Deutschland, Grossbritannien und den USA deutlich häufiger als bei einem von 100 000 Masernfällen vorzukommen.

Beweislage unzureichend niedrig **mittel** hoch

Viele halten Masern für eine harmlose Kinderkrankheit. Eine Maserninfektion kann jedoch zu gravierenden Komplikationen führen. In seltenen Fällen kommt es noch Jahre nach der Infektion zu einer schleichenden Gehirnentzündung. Mediziner bezeichnen diese Spätfolge als «subakute sklerosierende Panenzephalitis» oder kurz SSPE. Die Erkrankung wird durch das Masernvirus ausgelöst, ist nicht behandelbar und führt zum langsamen geistigen Abbau mit Todesfolge. Zwar gibt es seit rund 50 Jahren eine Impfung gegen Masern, aufgrund der zu geringen Durchimpfungsrate kommt es seit 2010 aber wieder vermehrt zu Ausbrüchen der Infektionskrankheit in Westeuropa.

Eine Studie hat alle in Deutschland bestätigten SSPE-Fälle von 2003 bis 2009 ausgewertet. Demzufolge bekam eines von 1700 bis zu einem von 3300 der unter fünfjährigen an Masern erkrankten Kinder später SSPE. Im Durchschnitt trat die Krankheit acht Jahre nach der Maserninfektion auf, die die Betroffenen meist im Alter von einem Jahr bekommen hatten. Zum Zeitpunkt der Masernerkrankung war keines der später von SSPE betroffenen Kinder geimpft, soweit sich dies rückverfolgen liess. Bisher nahmen Wissenschafter an, dass SSPE bei weniger als einer von 100 000 Maserninfektionen ausbricht. Zumindest bei den unter Fünfjährigen in Deutschland war das Risiko jedoch deutlich höher.

Eine Masernimpfung verringert auch deutlich das Risiko für SSPE. In Ländern mit hoher Durchimpfungsrate geht das Risiko für die als Langzeitfolge auftretende Gehirnentzündung deutlich (82 bis 96 Prozent) zurück.

Zur Impfung gegen Masern gibt es einen Kombinationsimpfstoff, der auch noch gegen Röteln und Mumps (MMR-Impfung) schützt. Diese Schutzimpfung wird ab dem 11. Lebensmonat empfohlen. Eine Impfung verhindert eine Masernerkrankung in 19 von 20 Fällen. Um den Impfschutz zu erhöhen, sind zwei Teilimpfungen in einem Abstand von mindestens einem Monat ratsam. Nach Angaben des österreichischen Gesundheitsministeriums sind jedoch nur sieben von zehn Kindern nach Abschluss des zweiten Lebensjahres gegen Masern immunisiert. Um das Risiko für eine Ansteckung bei Säuglingen unter elf Monaten zu senken, ist aber eine Impfung möglichst vieler älterer Kinder und Erwachsener notwendig, die mit dem Kleinkind in Kontakt kommen könnten.

Die MMR-Impfung kann bei 5 bis 15 von 100 Geimpften Fieber verursachen. Bei etwa 5 von 100 löst sie einen vorübergehenden Hautausschlag («Impfmasern») aus. Möglich sind auch eine Blutplättchenarmut (Thrombozytopenie) sowie in seltenen Fällen durch Fieber verursachte epileptische Anfälle kurz nach der Impfung. In Summe überwiegen die Vorteile der Impfung die Nebenwirkungen aber deutlich, wie eine Übersichtsarbeit der Cochrane Collaboration zeigt.

LITERATURNACHWEIS AUF SEITE 221

Husten
Thymian

Hilft Thymian gegen Husten **?**

Thymian und Produkte aus Thymian zeigen im Labor antibakterielle und antifungizide Wirkungen und in zwei Studien gute Effekte in Kombination mit anderen Wirkstoffen. Für eine heilsame Wirkung als Einzelpräparat gibt es allerdings keine ausreichenden Belege.

Beweislage unzureichend niedrig mittel hoch

Thymian findet nicht nur in der Küche Anwendung, sondern wird auch als Heilpflanze gegen zahlreiche Beschwerden eingesetzt. Man findet das Kraut beziehungsweise dessen Bestandteile etwa in Hustenmitteln, Tees, Badezusätzen oder Aromaölen. Einige seiner Bestandteile werden mittlerweile künstlich hergestellt und in Therapien verwendet.

Als Heilkraut hat Thymian (Thymus vulgaris) zwar eine lange Tradition, dennoch gibt es nur wenige gute klinische Studien zur medizinischen Anwendung. Neuere Untersuchungen beschäftigten sich nicht mit Thymian oder Thymianbestandteilen allein, sondern mit Kombinationspräparaten, die etwa auch Efeublätter oder Primelwurzel enthalten. Dabei fanden sich auch Hinweise auf eine positive medizinische Wirkung. Beispielsweise reduzierte die Thymian-Efeu-Kombination in einer Studie mit insgesamt 361 Patienten die Hustenanfälle nach rund einer Woche um rund 20 Prozent besser als ein wirkungsloses Placebopräparat. Die methodisch korrekt ausgeführte Studie wurde allerdings vom Hersteller finanziert. Ähnlich gute Ergebnisse zeigt eine Studie mit der Kombination aus Thymian und Primelwurzel. In beiden Untersuchungen wurden keine ernsten Nebenwirkungen beobachtet. Das deckt sich auch mit den Ergebnissen anderer Studien. Vorsicht ist lediglich bei der Verwendung von Thymianöl geboten – unverdünnt gilt es als giftig.

Ergebnisse aus Tierversuchen zeigen unter anderem, dass Thymian auch Einfluss auf den Hormonstoffwechsel haben kann, etwa auf die Produktion von Schilddrüsenhormonen. Ob dieser Effekt beim Menschen ebenso auftritt, ist allerdings nicht geklärt. Im Labor konnte zudem eine antibakterielle Wirkung von Thymian auf einige Bakterien (Salmonella typhimurium, Staphylococcus aureus u.a.) nachgewiesen werden. Dies ist die Grundlage dafür, dass manche antiseptische Mundwässer Thymol enthalten. Ob die antiseptischen Eigenschaften allerdings allein auf Thymol zurückzuführen sind, wurde bislang nicht untersucht.

LITERATURNACHWEIS AUF SEITE 221 / BILD: ISTOCK

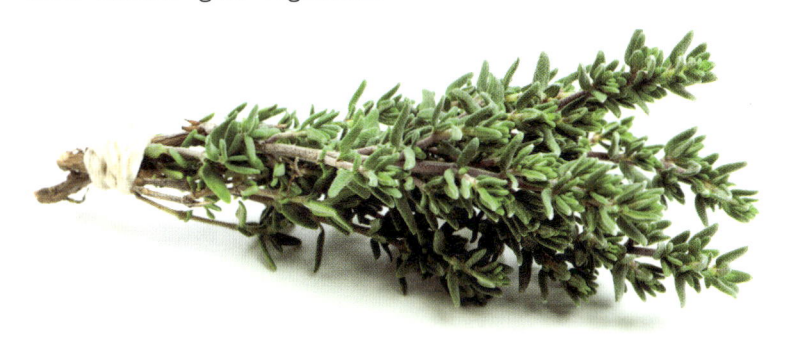

Infektionskrankheiten
Impfung

• • • • • • • • • • • • • •

Ist der Nutzen von Impfungen grösser als das Risiko möglicher gesundheitlicher Schäden **?**

• • • • • • • • • • • • • •

Impfungen können wie alle Arzneimittel Nebenwirkungen verursachen. Ihr Nutzen überwiegt mögliche Nachteile.

Beweislage unzureichend niedrig **mittel** hoch

Die Vorstellung, Impfungen könnten ihrem Kind mehr Nachteile bringen als helfen, verunsichert viele Eltern. Tatsächlich haben Impfstoffe, wie alle Arzneimittel, neben der erhofften Wirkung auch unerwünschte Nebenwirkungen. Viele Eltern weigern sich auch, ihre Kinder impfen zu lassen, weil sie glauben, dass Impfungen schwere Erkrankungen wie Autismus, Epilepsie, multiple Sklerose oder plötzlichen Kindstod verursachen können. Eine evidenzbasierte Übersichtsarbeit des deutschen Paul Ehrlich Instituts aus dem Jahr 2009 zeigt, dass es für diese Vermutungen keine Hinweise gibt. Ein 2011 in den USA veröffentlichter 600-seitiger evidenzbasierter Bericht über Impfschäden fand für diese und ähnliche Mutmassungen ebenfalls keine Bestätigung.

Eine Impfung unterstützt den Körper bei der Abwehr von Krankheitserregern. Sobald ein schädlicher Keim in den Körper gelangt, produziert das Immunsystem mithilfe der weissen Blutkörperchen auf den Eindringling zugeschnittene Antikörper. Diese bekämpfen den Erreger und bleiben auch lange danach noch als Schutz gegen spätere Infektionen mit demselben Keim im Blut.

Nebenwirkungen wie Fieber, Schwellungen an der Einstichstelle, Abgeschlagenheit, Übelkeit oder Schwellungen der Lymphknoten sind normale Anzeichen der gewollten erhöhten Aktivität des Immunsystems nach der Impfung. In seltenen Fällen kann es auch zu einer Überreaktion des Immunsystems bis hin zu einem allergischen Schockzustand kommen. Bei Säuglingen und Kleinkindern treten selten auch kollapsähnliche Zustände auf, die allerdings nur kurze Zeit anhalten und nicht lebensbedrohlich sind.

Jeder Impfstoff durchläuft ein strenges Zulassungsverfahren bei der Kontrollbehörde für Heilmittel Swissmedic. In diesem Prozess muss unter anderem die Sicherheit und Unbedenklichkeit des Serums nachgewiesen werden. Treten nach erfolgter Zulassung weitere bisher unbekannte Nebenwirkungen auf, müssen diese der Behörde gemeldet werden und können zur Änderung oder Aufhebung der Zulassung führen.

Diphtherie etwa – eine schwere bakterielle Infektion, die mit Schwellungen der Atemwege bis hin zur Erstickungsgefahr einhergeht sowie Langzeitschädigungen von Herz und Nerven zur Folge haben kann – ist dank der Sechsfachimpfung bei Kleinkindern hierzulande praktisch unbekannt. Auch die anderen Kinderkrankheiten, gegen die sich die Sechsfach-Kombinationsimpfung für Kleinkinder richtet, wie Tetanus, Keuchhusten (Pertussis), Hepatitis B, Kinderlähmung (Polio) oder Haemophilus-influenzae-B-Infektion (HiB, Hirnhautentzündungen), sind inzwischen höchst selten geworden.

LITERATURNACHWEIS AUF SEITE 221

Kindstod, plötzlicher
Stillen als Prävention

Vermindert Stillen das Risiko für den plötzlichen Kindstod **?**

Mütter, die ihre Kinder stillen, vermindern damit höchstwahrscheinlich die Gefahr des plötzlichen Kindstodes. Am stärksten wird das Risiko gesenkt, wenn länger als zwei Monate ausschliesslich gestillt und auf die Gabe von Folgemilch verzichtet wird. Zudem gibt es noch weitere Faktoren, die man beachten sollte.

Beweislage unzureichend niedrig **mittel** hoch

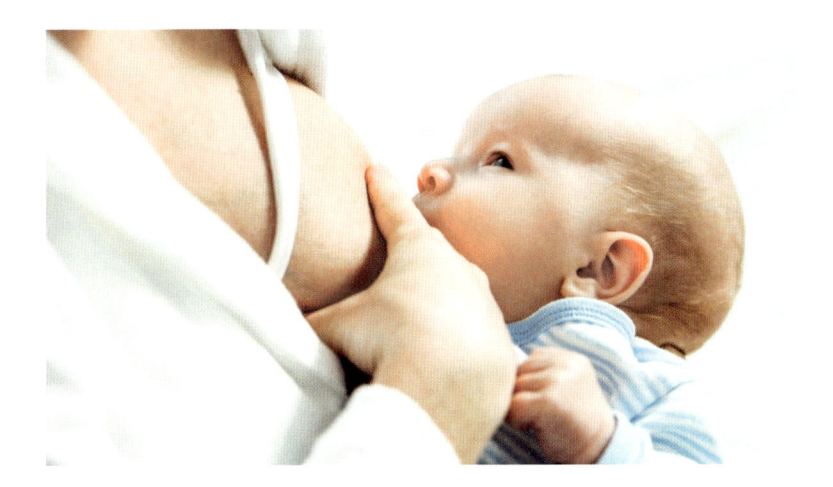

Vom Phänomen «plötzlicher Kindstod» spricht man, wenn ein gesunder Säugling unerwartet stirbt, ohne dass eine plausible Todesursache festgestellt werden kann. Auch wenn die Ursache für den plötzlichen Kindstod derzeit noch im Dunkeln liegt, konnten mittlerweile einige Risikofaktoren ausgemacht werden. Zahlreiche wissenschaftliche Studien deuten darauf hin, dass die bis dahin empfohlene Bauchlage beim Schlafen die Gefahr für Babys drastisch erhöht. In vielen Industrienationen wurden deshalb bereits Aufklärungskampagnen für die Rücken-Schlaflage lanciert, wodurch sich die Situation merklich besserte. War in der Schweiz der plötzliche Kindstod 1990 noch für 17 Prozent der Säuglingstodesfälle verantwortlich, ist er es heute nur noch in 4 Prozent. In unserem Land sterben pro Jahr rund zehn Kinder daran. Einem deutlich erhöhten Risiko setzen Mütter ihre Kinder auch aus, wenn sie während und nach der Schwangerschaft rauchen.

Babys, die gestillt werden, sind dagegen offenbar deutlich weniger gefährdet. Am seltensten vom plötzlichen Kindstod betroffen scheinen Säuglinge zu sein, die länger als zwei Monate gestillt werden und auch keine Folgemilch erhalten. Eine Auswertung mehrerer Studien zeigt, dass das Risiko für gestillte Säuglinge halb so gross ist wie jenes von nicht gestillten.

Darüber hinaus gibt es Hinweise, dass Impfungen (vor allem jene gegen Diphtherie, Tetanus, Keuchhusten sowie Kinderlähmung) vor dem plötzlichen Kindstod schützen. Der Grund dafür ist bislang noch unklar. Eine weitere Auswertung von Studien zeigt, dass die Verwendung von Schnullern ebenfalls einen leicht schützenden Effekt hat.

LITERATURNACHWEIS AUF SEITE 222 / BILD: ISTOCK

K

Knieschmerzen
Arthroskopie

Hilft eine Arthroskopie (Gelenkspiegelung), bei Arthrose des Kniegelenks die Schmerzen zu reduzieren **?**

Eine Arthroskopie (Gelenkspiegelung) des Knies entweder mit einer Spülung oder auch mit zusätzlichem Glätten von Knorpeloberflächen scheint die Schmerzen bei Arthrose nicht bessern zu können.

Beweislage unzureichend niedrig **mittel** hoch

Viele Menschen leiden unter steifen und schmerzenden Gelenken. Ursache des Übels Arthrose sind abgenutzte und eingerissene Knorpel im Gelenk. Bei starker Beanspruchung nützen sich Knorpel immer mehr ab. Das kann etwa durch Übergewicht geschehen, aber auch durch wiederkehrende, starke Belastung – etwa beim Sport oder im Beruf.

Ist eine Arthrose weit fortgeschritten, kann dies dazu führen, dass die Knochen direkt aneinander reiben. Bei einer Knie-Arthrose wenden Ärzte häufig eine Arthroskopie mit Gelenkspülung und Knorpelglättung an. Bei dem Eingriff wird eine spezielle Kamera durch einen kleinen Schnitt in die Gelenkkapsel eingeführt. Anschliessend wird die Kapsel mit Kochsalzlösung ausgespült, frei umherschwimmende Knorpel- und Gewebefasern werden beseitigt. Zusätzlich kann durch einen zweiten Schnitt mit speziellen Geräten die Knorpeloberfläche im Gelenk geglättet werden.

Dass sich die Operation immer noch grosser Beliebtheit erfreut, ist allerdings nicht nachvollziehbar, da die Wirkungslosigkeit der Arthroskopie bei einer Knie-Arthrose ziemlich gut belegt ist. Eine Auswertung bestehender Studien an insgesamt 1200 Patienten durch das deutsche Institut für Qualität und Wirtschaftlichkeit im Gesundheitswesen zeigt, dass der Eingriff nutzlos ist. Die Hälfte der Patienten hatte eine Knie-Arthroskopie mit Gelenkspülung und Knorpelglättung erhalten, die andere Hälfte nur eine Scheinbehandlung. Schmerzen und Beschwerden waren nach der OP in beiden Gruppen gleich gross. Auch die Lebensqualität hatte sich bei den tatsächlich behandelten Patienten nicht gebessert.

Der fragwürdige Nutzen ist das eine, mögliche Komplikationen sind das andere, denn wie jede Operation kann auch eine Gelenkspiegelung zu unerwünschten Nebenwirkungen – etwa Entzündungen des Gelenks – führen. Wie hoch das Risiko dafür tatsächlich ist, wurde in den bisherigen Studien allerdings nur unzureichend erhoben.

Wesentlich sinnvoller ist es, wenn übergewichtige Patienten abnehmen. Auch sportliche Betätigung (geeignet sind unter anderem Aerobic, Walking, Schwimmen und Radfahren) sowie Übungen zur Kräftigung der Muskulatur (etwa eine spezielle Physiotherapie) können zur Linderung der Symptome beitragen. Eine vollständige Heilung ist bei Arthrose allerdings nicht möglich. Kurzfristige Linderung kann durch Schmerzmittel erzielt werden. In schweren Fällen hilft auch eine Operation, bei der das betroffene Gelenk teilweise oder ganz durch eine Gelenkprothese ersetzt wird.

LITERATURNACHWEIS AUF SEITE 222

Kopfweh
Trinken

Kann erhöhter Wasserkonsum Migräne und anderen Kopfschmerzen vorbeugen **?**

Ob vermehrtes Trinken von Wasser Kopfschmerzen vorbeugen kann, lässt sich anhand bisheriger Studien nicht zufriedenstellend beantworten. Falls ein Effekt vorhanden ist, dürfte er aber nur gering sein.

Beweislage unzureichend niedrig mittel hoch

Ausreichende Flüssigkeitszufuhr ist wichtig für unser Wohlbefinden. Basierend auf wissenschaftlichen Studienergebnissen hat das US-amerikanische Institute of Medicine Empfehlungen zur optimalen Trinkmenge erstellt. In unseren Breiten beträgt diese für Männer täglich etwa 3 Liter und für Frauen rund 2,2 Liter, wobei es sich um die durchschnittliche Gesamtmenge aller Getränke handelt. Sie umfasst nicht nur Wasser, sondern auch Säfte, Milch und sogar koffeinhaltige Getränke. Allerdings handelt es sich bei diesen Empfehlungen nur um ungefähre Schätzungen, da sich die optimale Trinkmenge von Person zu Person unterscheiden kann. Zudem spielt auch das Ausmass an körperlicher Aktivität und die Umgebungstemperatur eine grosse Rolle.

Kopfschmerzen werden gerne in Zusammenhang mit ungenügender Flüssigkeitszufuhr gebracht. Tatsächlich gibt es mehrere Fallberichte von Patienten mit Migräne, deren Kopfschmerzen zurückgegangen waren, nachdem sie ihre tägliche Wasser-Trinkmenge erhöht hatten. Die wissenschaftliche Datenlage kann derartige Beobachtungen allerdings nicht untermauern. Eine Studie niederländischer Forscher kommt zu dem Ergebnis, dass selbst die zusätzliche tägliche Aufnahme von knapp einem Liter Wasser nicht zu weniger monatlichen Kopfschmerztagen führt. Auch die Menge an benötigten Schmerzmitteln konnte dadurch nicht verringert werden. Immerhin berichteten die Patienten von einer schwachen Verbesserung ihrer Symptome. Aus diesen Ergebnissen definitive Schlüsse zu ziehen, ist jedoch verfrüht, denn aufgrund etlicher Mängel in der wissenschaftlichen Durchführung ist die Studie nur bedingt verlässlich.

Dieselbe Forschergruppe hatte bereits im Jahr 2005 eine kleine Untersuchung an 18 Migränepatienten durchgeführt und auch damals keine Wirksamkeit von erhöhtem Wasserkonsum feststellen können. Die Aussagekraft dieser Arbeit ist aufgrund der kleinen Teilnehmerzahl jedoch nur sehr gering.

Fazit: Bis zur Durchführung von strengen klinischen Studien mit einer grösseren Zahl an Patienten lässt sich die Wirksamkeit von erhöhtem Wasserkonsum nicht wirklich einschätzen. Sollte vermehrtes Trinken tatsächlich Kopfschmerzen vorbeugen können, dürfte der Effekt aber nicht besonders gross sein. Ernsthafte Nebenwirkungen dürften bei einer moderaten Erhöhung der Trinkwassermenge immerhin keine auftreten.

LITERATURNACHWEIS AUF SEITE 222

Krampfadern
Superkleber

Hilft eine Behandlung mit Cyanoacrylat (zum Beispiel Sapheon Venaseal) gegen Krampfadern ähnlich gut oder besser als andere Methoden?

Bisher gibt es keine Ergebnisse aus klinischen Studien zu dieser Methode. Die Wirksamkeit im Vergleich mit anderen Behandlungen ist daher unklar.

Beweislage **unzureichend** niedrig mittel hoch

Ungefähr jeder dritte Person bekommt sie, Frauen häufiger als Männer. Krampfadern sind lästig und unansehnlich, und manchmal verursachen sie auch Beschwerden. Langfristig können sie Venenentzündungen bis hin zu Geschwüren auslösen. Krampfadern entstehen, wenn sich das Blut in den oberflächlichen Beinvenen staut, anstatt zurück zum Herz gepumpt zu werden. Normalerweise verhindern die Venenklappen – kleine Ventile im Inneren der Blutgefässe – den Rückstau. Funktionieren diese nicht richtig, sammelt sich Blut in den Beinen. Mit der Zeit bilden sich Krampfadern.

Hat man sie, so will man sie möglichst rasch wieder loswerden – und am besten ohne Operation! So wie bei der Venaseal-Methode der Firma Sapheon. Die Krampfadern werden dabei mit einer Art Superkleber verschlossen. Die Substanz wird direkt in die Vene gespritzt. Im Idealfall fliesst das Blut nicht mehr durch das betroffene Gefäss, sondern wird in andere, gesunde Venen umgeleitet. Dem Hersteller zufolge müssen die Patienten nach der Behandlung keine Kompressionsstrümpfe tragen und können schnell wieder ihrem Alltag nachgehen.

Beweise dafür fehlen allerdings. Zwar gibt es Untersuchungen zum Verschliessen von Krampfadern mit Cyanoacrylat. Diese entsprechen jedoch nicht gängigen wissenschaftlichen Anforderungen. In einer Studie wurden 38 Personen mit Krampfadern mit dem Venenkleber behandelt. Nach einem Jahr waren bei knapp der Hälfte (18 Personen) keine Krampfadern mehr sichtbar. Allerdings wurde die Methode nicht mit einer anderen Behandlung oder einer Scheinbehandlung verglichen, weshalb die Studie nicht aussagekräftig ist. Bei knapp einem Viertel der Studienteilnehmer traten zudem unerwünschte Nebenwirkungen auf, bei 8 Patienten kam es zu teils schmerzhaften Entzündungen. Von einer weiteren, ähnlichen Studie an 69 Patienten kann nur eine Zusammenfassung der Ergebnisse eingesehen werden. Details wurden bisher nicht veröffentlicht, die Ergebnisse lassen sich nicht überprüfen. Auch in dieser Untersuchung wurde kein Vergleich mit anderen, bereits etablierten Behandlungen vorgenommen.

Die am besten untersuchte Behandlungsmethode ist das Herausoperieren des betroffenen Blutgefässes. Beim sogenannten Stripping wird in Leistennähe sowie in der Knie- oder Knöchelgegend ein kleiner Schnitt gesetzt und die Vene mit einem Draht herausgezogen. Bei der Phlebektomie werden kleine Schnitte entlang der betroffenen Vene gesetzt. Anschliessend wird die Vene durchtrennt und mit Häkchen herausgezogen. So sollen Narben verhindert werden. Danach kann es allerdings zu Schmerzen, Blutungen, Schwellungen, Narbenbildung und Hautverfärbungen kommen. Ernsthafte Nebenwirkungen treten selten auf. In einigen Fällen bilden sich nach einiger Zeit allerdings erneut Krampfadern.

Das Tragen von Kompressionsstrümpfen ist die häufigste Selbstbehandlung. Ob Kompressionsstrümpfe verlässlich helfen, wurde bisher jedoch nicht ausreichend wissenschaftlich untersucht. Das bedeutet nicht, dass die Strümpfe keine Hilfe bringen, zur Beurteilung der Wirksamkeit sind jedoch aussagekräftigere Studien erforderlich.

LITERATURNACHWEIS AUF SEITE 222

Krebs
Apigenin

Kann das Nahrungsergänzungsmittel Apigenin das Risiko einer Krebserkrankung verringern oder das Fortschreiten von Krebs verhindern **?**

Selbst hohe Mengen des Pflanzenfarbstoffes Apigenin in der Nahrung schützen nicht vor Krebs, darauf deuten klinische Studien hin. Nimmt man die Substanz begleitend zu einer Chemotherapie ein, könnte sich die Wirksamkeit der Chemotherapie reduzieren. Das Tumorwachstum könnte sich bei bestimmten Krebsarten sogar beschleunigen.

Beweislage unzureichend **niedrig** mittel hoch

Die Bildung von Metastasen – also die Ausbreitung des ursprünglichen Krebsgeschwürs auf andere Organe – zu verhindern, ist die grösste Herausforderung bei der Krebsbehandlung. Der Pflanzenfarbstoff Apigenin soll angeblich die Bildung von Metastasen eindämmen oder sogar gänzlich verhindern. Ein Hersteller bewirbt sein Produkt auch damit, dass eine regelmässige Einnahme der Substanz als Nahrungsergänzung Krebs vorbeugen könne.

Einen besonders hohen Apigenin-Gehalt weisen Thymian, Kirschen, Tee, Oliven, Broccoli, Sellerie, Petersilie und Kamillenblüten auf. Die in die Natursubstanz gesetzte Hoffnung speist sich aus Studien, in denen die biochemische Wirkung von Apigenin auf isolierte Krebszellen nachgewiesen wurde. Isolierte Krebszellen stammen aus menschlichem Tumorgewebe, werden aber ausserhalb des Körpers untersucht. Im Reagenzglas zeigte sich, dass Apigenin das Wachstum der Krebszellen unterbindet und sie zum Absterben bringt. Ausserdem beeinflusst Apigenin unter Laborbedingungen die Beweglichkeit der Zellen, was bei der Metastasenbildung eine Rolle spielen könnte.

Andererseits fanden Wissenschafter in einer weiteren Studie mit isolierten Blutkrebszellen heraus, dass Apigenin die Wirkung einer Chemotherapie hemmen könnte. Das bei Leukämie häufig eingesetzte Medikament Vincristin bringt Krebszellen zum Absterben. Unter Behandlung mit Apigenin wurden die Krebszellen jedoch resistent gegenüber diesem Medikament, sie starben nicht ab. Diese Studienergebnisse sind allerdings mit Vorsicht zu geniessen. Derartige Experimente sind nicht auf den komplexen menschlichen Organismus übertragbar.

Interessant sind auch zwei Arbeiten, die sich dem Zusammenhang zwischen mit der Nahrung aufgenommenem Apigenin und dem Risiko, an Krebs zu erkranken, widmeten. In einer der beiden Studien wurden Frauen mit und ohne Eierstockkrebs untersucht. Dabei zeigte sich, dass Frauen ohne Eierstockkrebs nicht häufiger apigeninhaltige Nahrungsmittel konsumiert hatten als an Krebs erkrankte Frauen. In der zweiten Studie wurden knapp 40 000 Frauen befragt, wie häufig sie bestimmte apigeninhaltige Nahrungsmittel zu sich nehmen. Danach wurden die Frauen über einen Zeitraum von mehr als elf Jahren beobachtet. Es zeigte sich, dass Frauen, die mit der Nahrung viel Apigenin aufnehmen, nicht seltener an Krebs erkranken als andere Frauen. Um die Wirkungen von Apigenin tatsächlich abschätzen zu können, sind seriöse klinische Studien notwendig.

LITERATURNACHWEIS AUF SEITE 222

K

Krebs
Aspirin

• • • • • • • • • • • • • • • • •

Kann die regelmässige Einnahme von Acetylsalicylsäure (ASS) vor Krebs schützen **?**

• • • • • • • • • • • • • • • • •

Die tägliche Einnahme von ASS über mehrere Jahre scheint das Risiko, an Krebs zu sterben, etwas senken zu können. Allerdings steigt dabei das Risiko für starke innere Blutungen und Magenbeschwerden.

Beweislage unzureichend niedrig **mittel** hoch

Bei Fieber oder Kopfschmerzen ist es wohl eines der am häufigsten verwendeten Medikamente: ASS (Acetylsalicylsäure). Doch das entzündungshemmende und fiebersenkende Schmerzmittel könnte auch zur Vorbeugung von Krebs nützlich sein und sogar die Bildung von Metastasen (Tochtergeschwülsten) hemmen. Wertet man bestehende Studien aus, finden sich tatsächlich Hinweise, dass die tägliche Einnahme von ASS eine – wenn auch geringfügige – Reduktion des Krebsrisikos zur Folge hat. Diese Risikoverminderung besteht allerdings nur für sogenannte Adenokarzinome; darunter versteht man bestimmte Krebswucherungen, die sich aus Drüsengewebe gebildet haben. Vor allem Todesfälle durch Dickdarm- und Speiseröhrenkrebs scheinen durch die Einnahme von ASS etwas seltener aufzutreten. Damit sich ein solcher Schutzeffekt aber zeigt, muss die Einnahme von ASS täglich über mindestens vier bis fünf Jahre erfolgen. Wird das Medikament nur jeden zweiten Tag eingenommen, scheint es zu keiner Verringerung des Krebsrisikos mehr zu kommen.

Auch was die Ausbreitung von Krebsgeschwüren betrifft, scheint ASS diese in manchen Fällen etwas eindämmen zu können. Ob sich daraus allerdings auch ein Vorteil für die Behandlung von bereits bestehenden Krebsgeschwüren ergibt, ist derzeit noch unklar; unter anderem auch deshalb, weil noch kaum Untersuchungen zur eigentlichen Behandlung von Krebs mit ASS durchgeführt wurden beziehungsweise weil deren Ergebnisse noch nicht vorliegen. Deshalb raten Experten zum derzeitigen Zeitpunkt davon ab, ASS täglich zur Krebsprävention einzunehmen.

ASS wirkt nicht nur schmerzstillend, entzündungshemmend und fiebersenkend, es hemmt auch die Blutgerinnung. Das kann erwünscht sein – so reduziert das Medikament nachweislich das Risiko, einen Herzinfarkt oder Schlaganfall zu erleiden.

Ein Nachteil von ASS ist jedoch, dass der Wirkstoff auch den Magen angreift. Dies kann Magenirritationen bis hin zu Magenblutungen zur Folge haben. Zudem erhöht sich das Risiko für schwere innere Blutungen, etwa im Darm oder im Gehirn. Aus diesem Grund wird die regelmässige Einnahme von ASS zur Vorbeugung von Herzinfarkten oder Schlaganfällen nur unter Vorbehalten empfohlen.

LITERATURNACHWEIS AUF SEITE 223

Krebs
Betacarotin

• • • • • • • • • • • • • • • • • • •

Schützt der Pflanzenfarbstoff Betacarotin vor Krebs **?**

• • • • • • • • • • • • • • • • • •

Klinische Studien zeigen eindeutig, dass Betacarotin das Krebsrisiko nicht mindert. Im Gegenteil, Betacarotin-Präparate könnten das Risiko für Blasenkrebs sowie Krebs bei Rauchern unter Umständen sogar fördern.

Beweislage unzureichend niedrig mittel **hoch**

K

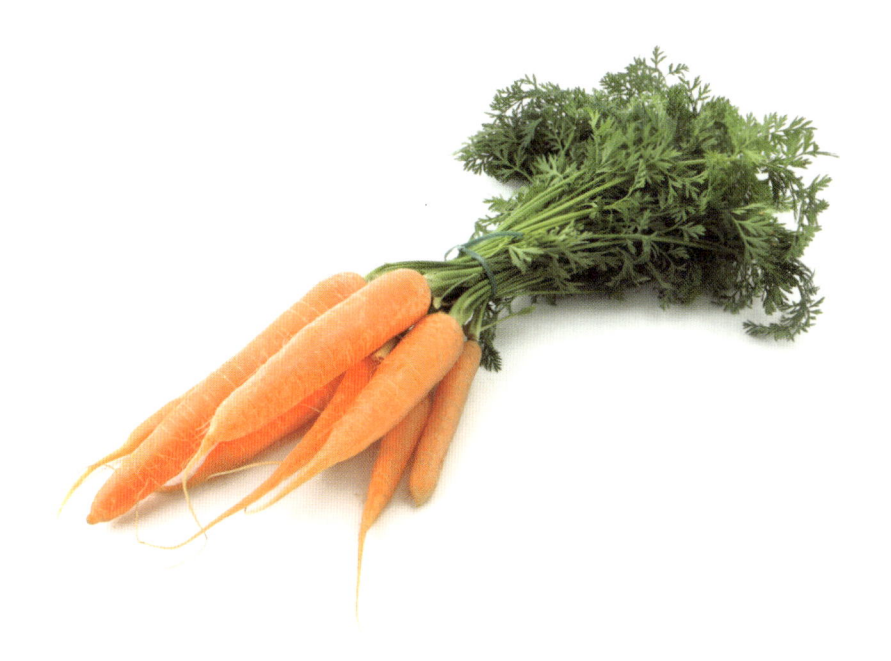

Betacarotin ist in Karotten oder Süsskartoffeln enthalten und spielt eine wichtige Rolle im menschlichen Organismus. Der Pflanzenfarbstoff wird nämlich im Körper zu Vitamin A umgewandelt, weshalb Betacarotin auch als Provitamin A bezeichnet wird. Darüber hinaus wird dem Stoff die Eigenschaft zugesprochen, das Krebsrisiko zu senken – entsprechend wird immer wieder die Einnahme betacarotinhaltiger Nahrungsergänzungsmittel empfohlen.

Die Fähigkeit des Pflanzenfarbstoffes, das Krebsrisiko zu mindern, lässt sich jedoch durch wissenschaftliche Studien nicht belegen. So hat die Aufnahme von Betacarotin in Mengen von 6 bis über 30 Milligramm pro Tag keinerlei schützende Wirkung, was die Entstehung von Haut-, Brust-, Prostata-, Dickdarm-, Bauchspeicheldrüsen-, Lungen- oder Magenkrebs sowie Krebs im Hals- und Kopfbereich anbelangt. Nahrungsergänzungsmittel auf Basis von Betacarotin sind aber nicht nur einfach wirkungslos, sie scheinen sogar gesundheitsschädlich zu sein. Studien zufolge könnte die regelmässige Aufnahme höherer Mengen an Betacarotin (20 bis 30 Milligramm pro Tag) das Risiko für die Entstehung mancher Krebsarten wie Blasen-, Lungen- oder Magenkrebs erhöhen. Insbesondere für Risikogruppen wie etwa starke Raucher erhöht sich dieses Risiko deutlich.

Insgesamt gesehen ist die Einnahme von Betacarotin als Nahrungsergänzungsmittel zur Vorbeugung von Krebs daher nicht hilfreich und aufgrund eines möglicherweise erhöhten Krebsrisikos bei Risikogruppen oder bei hoher Dosierung sogar schädlich.

LITERATURNACHWEIS AUF SEITE 223 / BILD: ISTOCK

Krebs
Grüntee

Sind Grüntee oder darin enthaltene Wirkstoffe wirksame Mittel zur Behandlung oder Vorbeugung von Krebs **?**

Ob grüner Tee verschiedene Krebsarten wirksam bekämpfen kann, ist unklar. Auch für eine vorbeugende Wirkung gibt es keine klaren Hinweise.

Beweislage **unzureichend** niedrig mittel hoch

Grüntee werden krebsvorbeugende Eigenschaften zugesprochen. Schottischen Wissenschaftern zufolge soll ein Inhaltstoff des Heissgetränks sogar bei der gezielten Bekämpfung von Tumoren wirksam sein. Die Wissenschafter haben einen aus Grüntee-Extrakt gewonnenen Wirkstoff (Epigallocatechingallat) mit einem bestimmten Eiweissstoff gekoppelt. Diese Kombination soll Tumore zum Verschwinden bringen. Ein Blick in die entsprechenden Studien zeigt jedoch, dass das Verfahren bislang nicht an Menschen, sondern lediglich an Mäusen beziehungsweise im Reagenzglas erprobt wurde.

Von Experimenten mit Reagenzschalen, in denen isoliert im Labor Krebszellen wachsen, lässt sich jedoch nicht direkt auf die Wirkung beim Menschen schliessen. Das gilt auch für die Ergebnisse der Versuche mit Mäusen. Sucht man nach aussagekräftigeren klinischen Studien an menschlichen Krebspatienten, finden sich gerade einmal vier Untersuchungen. Diese lassen allein wegen der geringen Probandenzahl (durchschnittlich je 50 Patienten) allesamt nur bedingt Rückschlüsse auf die Wirksamkeit von Grüntee-Inhaltsstoffen zu.

In einer Studie erhielten Patientinnen mit Vorstufen von Gebärmutterhalskrebs (Cervixkarzinom) 12 Wochen lang Grüntee-Extrakt in Kapselform oder als Salbe. Bei manchen der behandelten Patientinnen bildeten sich die Krebsvorstufen wieder zurück. Unklar ist allerdings, ob dies nicht möglicherweise auch ohne Behandlung passiert wäre. Eine weitere kleine Studie untersuchte die Auswirkung von Kapseln mit Catechinen aus Grüntee auf Prostatakrebs-Vorstufen. Bei den Versuchsteilnehmern, die ein Jahr lang täglich diese Kapseln eingenommen hatten, entwickelte sich seltener Krebs aus den Vorstufen als bei der Vergleichsgruppe. In einer anderen Untersuchung an Patienten mit bereits entwickeltem Prostatakrebs fand sich – zumindest über die Zeit von 3 bis 6 Wochen – kein positiver Effekt. Auch in der vierten Untersuchung an Patienten mit Krebsvorstufen in der Mundhöhle schien Grüntee-Extrakt das Fortschreiten zu einer bösartigen Krebsform nicht verhindern zu können.

Ob der regelmässige Konsum von grünem Tee das Risiko, an Krebs zu erkranken, senken kann, war schon häufig Gegenstand wissenschaftlicher Untersuchungen. Doch die Ergebnisse sind alles andere als eindeutig. Mit Ausnahme von Leberkrebs, für den eine risikoreduzierende Wirkung von grünem Tee möglich sein könnte, sind die Ergebnisse höchst widersprüchlich. Untersucht wurden etwa Krebsarten des Verdauungstraktes, der Prostata, der Lunge oder der Harnblase. Dabei zeigte sich in manchen Studien eine leicht verringerte Wahrscheinlichkeit, Krebs zu bekommen, während andere Untersuchungen sogar ein erhöhtes Krebsrisiko durch den Konsum von grünem Tee nahelegten.

Bei diesen Studien handelt es sich allerdings um Beobachtungsstudien, bei denen Teilnehmer nicht per Zufall einer Behandlungsgruppe oder einer Vergleichsgruppe (Placebogruppe) zugeteilt werden können. Die Ergebnisse sind deshalb prinzipiell weniger verlässlich, da viele Faktoren, die die Entwicklung von Krebs zusätzlich beeinflussen können, nicht berücksichtigt werden. Alles in allem gibt es also keine deutlichen Hinweise darauf, dass grüner Tee – als Getränk genossen oder in Kapselform eingenommen – Krebs vorbeugen oder diesen zum Verschwinden bringen könnte.

LITERATURNACHWEIS AUF SEITE 223

Krebs
Ketogene Diät

Lässt sich Krebs durch Aushungern (ketogene Diät) besiegen **?**

Aussagekräftige Studien zu dieser Frage existieren nicht.

Beweislage unzureichend niedrig mittel hoch

Die Idee ist einfach: Da sich Krebszellen bevorzugt von Zucker ernähren, muss nur die Ernährung so umgestellt werden, dass kaum Zucker im Blut durch den Organismus transportiert wird, der Krebs verhungert. Erreicht werden soll dies über eine sogenannte ketogene Diät, die auf viel Fett und möglichst keinen Kohlenhydraten basiert. Der Körper bekommt so genug Energie zugeführt, aber der auf Zucker angewiesene Krebs stirbt.

Was sich plausibel anhört, erscheint wesentlich komplizierter, wenn man sich die Stoffwechselvorgänge vor Augen führt. Der Körper hat nämlich die Fähigkeit, aus anderen Nährstoffen Zucker herzustellen. Ein wenig davon wird also immer im Blut zirkulieren. Unklar ist deshalb, wie weit der Blutzuckergehalt gesenkt werden müsste, um eine Wirkung auf den Tumor zu erzielen, und inwieweit dies überhaupt durch eine Ernährungsumstellung möglich ist.

Und selbst wenn eine derartige Blutzuckersenkung erreicht werden könnte, ist zu bedenken, dass viele Krebszellen in der Lage sind, auch auf andere Energiequellen zurückzugreifen. Selbst mit einer kohlenhydratarmen Diät ist es also nicht möglich, den Krebs auszuhungern. So verwundert es auch nicht, dass es keine methodisch guten klinischen Studien gibt, die Sinn und Nutzen einer ketogenen Diät untersucht hätten. Es gibt dazu lediglich eine Fallstudie aus dem Jahr 2010 an fünf Kindern. Diese zeigt jedoch keinerlei Auswirkungen auf das Tumorwachstum.

Eine ketogene Diät hat sich bislang lediglich bei einigen wenigen Patienten, die an einer nicht mit Medikamenten zu behandelnden ganz bestimmten Form von Epilepsie leiden, als wirksam erwiesen. Namhafte Experten und Institute wie etwa das deutsche Krebsforschungszentrum raten deshalb allgemein dazu, bei Diätempfehlungen für Krebspatienten sehr skeptisch zu sein.

LITERATURNACHWEIS AUF SEITE 223

K

Krebs
Kurkuma

Wirkt Kurkuma vorbeugend oder heilend bei Krebs **?**

Zur Wirksamkeit von Kurkuma bei der Vorbeugung oder Behandlung von Krebs gibt es viele Hinweise aus Tierstudien. Eine Einschätzung der Wirksamkeit beim Menschen ist aufgrund der wenigen bisher durchgeführten Untersuchungen nicht möglich.

Beweislage unzureichend niedrig mittel hoch

Das aus Südasien stammende Gewürz Kurkuma mit seiner charakteristischen intensiven Gelbfärbung findet vor allem in Currygerichten Anwendung. Über seine geschmackliche Bedeutung hinaus werden dem Gewürz auch zahlreiche medizinische Wirkungen zugeschrieben. So wird die Knolle der Pflanze etwa in der traditionellen indischen Heilkunst Ayurveda bei der Behandlung von Wunden angewendet.

Laborexperimente zeigen, dass der in der Kurkumawurzel enthaltene Farbstoff Curcumin als Antioxidans beziehungsweise Radikalfänger wirkt. Radikale sind bestimmte chemisch sehr reaktionsfreudige Moleküle, die Zellen schädigen können. Ein Radikalfänger oder Antioxidans schwächt die zellschädigende Wirkung von Radikalen ab. Darüber hinaus konnte in Laborexperimenten eine entzündungshemmende Wirkung von Curcumin nachgewiesen werden. In Versuchen an Labormäusen zeigte sich zudem ein krebshemmender Effekt.

Die Ergebnisse solcher Labor- und Tierexperimente lassen sich jedoch nicht ohne Weiteres auf den Menschen übertragen. Ein Wirkstoff kann sich im menschlichen Körper vollkommen anders verhalten als im Organismus eines Labortieres. Zudem ist bekannt, dass als Nahrungsmittel aufgenommenes Curcumin vom menschlichen Körper nur in geringen Mengen verwertet werden kann.

Bisher existieren dazu nur wenige klinische Studien, meist mit einer geringen Anzahl an Teilnehmern und ohne Vergleichsgruppe. In der bislang einzigen umfassenderen Studie wurde die Wirkung von Curcumin auf das sogenannte Prostata-spezifische Antigen (PSA) untersucht. PSA ist ein Protein, das mit Prostatakrebs in Verbindung gebracht wird. Bei Männern, die nicht unter Prostatakrebs litten und dennoch einen erhöhten PSA-Wert hatten, konnte nach der Einnahme eines Kombinationspräparates aus Curcumin und Soja-Isoflavonen keine Verringerung des PSA-Wertes festgestellt werden. Über die Wirkung auf Prostatakrebs selbst sagt dieses Ergebnis nichts aus. Ausserdem wurde die Wirkung von Kurkuma allein nicht untersucht.

In einer weiteren Studie mit einer kleinen Gruppe von Rauchern mit einer frühen Krebsvorstufe, aus der sich eventuell Dickdarmkrebs entwickeln könnte, zeigte sich, dass einen Monat nach der täglichen Einnahme von 4 Gramm Curcumin die Anzahl der frühen Krebsvorstufen im Dickdarm abgenommen hatte. Da diese frühen Vorstufen jedoch nicht zwingend zu Krebs führen müssen, kann anhand dieser Ergebnisse nicht direkt auf eine krebshemmende Wirkung geschlossen werden.

In einer anderen Untersuchung zeigte sich nach achtwöchiger Einnahme von 8 Gramm Curcumin pro Tag bei 2 von 25 Bauchspeicheldrüsenkrebs-Patienten eine Besserung, bei einem davon allerdings nur für kurze Zeit. Da jedoch keine Vergleichsstudie mit Patienten vorgenommen wurde, die keine Behandlung mit Kurkuma bekamen, lässt dieses Ergebnis keine Rückschlüsse auf die Wirksamkeit von Curcumin zu – die Besserung bei den beiden Patienten könnte auch zufällig erfolgt sein.

Ebenfalls an Patienten mit Bauchspeicheldrüsenkrebs wurde eine Kombinationsbehandlung mit Curcumin und dem Chemotherapie-Medikament Gemcitabin durchgeführt. Von elf Patienten zeigte einer eine leichte Verbesserung. Bei vier anderen Patienten schritt die Erkrankung zumindest nicht weiter fort. Hier wurde jedoch kein Vergleich mit einer Patientengruppe durchgeführt, die nur mit Gemcitabin behandelt wurde. Deshalb lässt sich nicht sagen, ob Curcumin für den positiven Effekt mitverantwortlich war oder nicht.

LITERATURNACHWEIS AUF SEITE 223

Krebs
Misteln

• •

Verbessert die Misteltherapie die Lebensqualität von Krebspatienten **?**

• •

Die Qualität der vorhandenen Studien ist zu gering, um eine schlüssige Aussage über die Wirksamkeit der Misteltherapie zuzulassen.

Beweislage **unzureichend** niedrig mittel hoch

Seit Rudolf Steiner, der Gründer der Anthroposophie und Mitbegründer der anthroposophischen Medizin, die Anwendung von Misteln bei der Krebstherapie propagierte, zählen derartige Präparate im deutschsprachigen Raum zu den am meisten verschriebenen Mitteln der Alternativmedizin bei Krebs. Aufwind bekam die Misteltherapie auch durch Laborstudien und Tierversuche, die angeblich Hinweise auf eine Wirksamkeit lieferten. Mistelextrakte sollen die Nebenwirkungen einer Chemotherapie mindern und sogar das Tumorwachstum verringern und dadurch die Überlebenschancen der Patienten insgesamt verbessern. Die Präparate werden fast immer unter die Haut gespritzt und sind grundsätzlich gut verträglich. Auftretende Nebenwirkungen stehen oft in Zusammenhang mit der Injektion, gelegentlich können sich auch milde Grippesymptome zeigen.

Auf den ersten Blick scheinen die vorhandenen Studien zu Misteln tatsächlich für eine Anwendung bei der Krebsbehandlung zu sprechen. In 14 von 16 Arbeiten finden sich positive Effekte auf die Lebensqualität der Patienten. Schaut man sich die Studien allerdings genauer an, ist zu erkennen, dass die meisten von zweifelhafter Qualität sind. Eine seriöse Bewertung, inwieweit eine Misteltherapie bei der Krebstherapie in irgendeiner Form sinnvoll ist, lässt sich daraus nicht ableiten. Zum Teil sind die angewendeten Methoden nicht ausreichend dokumentiert und die Studien daher nicht nachvollziehbar, zudem weisen die Arbeiten oft nur sehr kleine Teilnehmerzahlen auf. Ein weiteres Problem besteht darin, dass es keine einheitlichen Standards zur Misteltherapie gibt. Die eingesetzten Präparate unterscheiden sich sowohl in der Zusammensetzung als auch in der Dosierung.

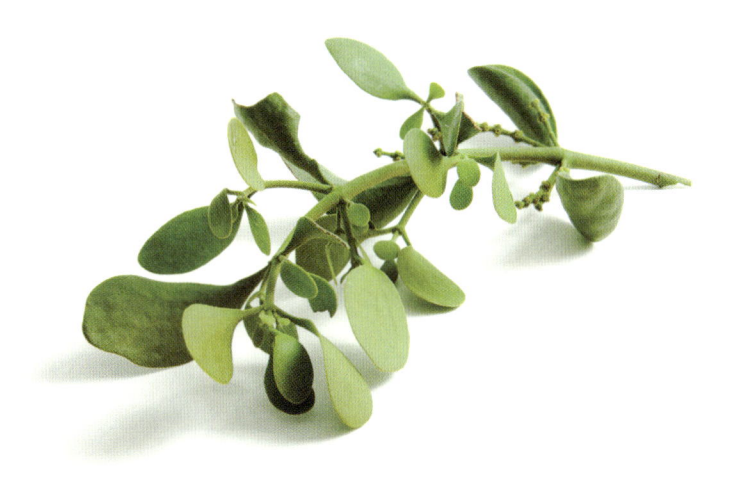

Die besten Effekte zeigen sich in Studien an Brustkrebspatientinnen. Hier sollen bei der Chemotherapie angewendete Mistelpräparate positive Auswirkungen bei Müdigkeit, Übelkeit und Konzentrationsschwäche haben. Doch auch diese Ergebnisse sind aufgrund der mangelhaften Qualität der Untersuchungen skeptisch zu betrachten.

Gute Studien zeichnen sich unter anderem dadurch aus, dass ein Teil der Patienten mit dem zu untersuchenden Wirkstoff und ein Teil mit einem Placebo (Scheinmedikament) behandelt wird. Den Teilnehmern darf dabei allerdings nicht bekannt sein, welches Präparat sie erhalten. In den vorliegenden Studien wussten die Patientinnen jedoch in den meisten Fällen, ob sie das Medikament oder das Placebo bekommen hatten. Dies wiederum verfälscht die eigene Einschätzung, inwieweit sich die subjektive Lebensqualität durch die Einnahme des Präparates verbessert hat, massiv.

LITERATURNACHWEIS AUF SEITE 223 / BILD: ISTOCK

Kurzsichtigkeit
Augentraining

Hilft ein Augentraining bei Kurzsichtigkeit **?**

Laut Studienlage ist die Wirksamkeit eines Augentrainings nur bei sehr wenigen Erkrankungen zu erwarten. Von einem Effekt als Vorbeugung oder Therapie gegen Kurzsichtigkeit ist nicht auszugehen.

Beweislage unzureichend **niedrig** mittel hoch

Augentraining soll dazu beitragen, Kurzsichtigkeit zu verhindern beziehungsweise zu korrigieren. Ursprünglich wurde das Verfahren vom amerikanischen Augenarzt William Bates entwickelt. Im Laufe der Zeit wurde das Therapiespektrum immer mehr erweitert. So soll Augentraining inzwischen auch bei Lese-Rechtschreib-Schwäche (Legasthenie), Lernschwäche und sogar bei ADHS (Aufmerksamkeitsdefizit-Hyperaktivitätsstörung) hilfreich sein.

Das Training gegen Kurzsichtigkeit zielt vor allem auf jene Muskeln ab, die die Verformung der Linse ermöglichen. Zudem soll auch das Zusammenspiel der Muskeln optimiert werden, die für die Bewegungen des Augapfels zuständig sind. Dies soll positive Auswirkungen auf das Fokussieren beider Augen auf einen Punkt mit sich bringen.

Kurzsichtigkeit entsteht entweder durch eine zu starke Brechkraft des Auges oder durch einen zu langen Augapfel. In beiden Fällen wird das Bild nicht auf der Netzhaut scharf gestellt, sondern etwas davor. Die Fähigkeit der Augenmuskeln, das Auge korrekt zu bewegen und mit der Linse scharf zu stellen, wird allerdings schon früh in der Kindheit entwickelt. Daher erscheint es eher fraglich, ob bei beiden Ursachen von Kurzsichtigkeit mit einem Training etwas bewirkt werden kann.

Eine Übersichtsarbeit aus dem Jahr 2005 fand dementsprechend keine kontrollierte Studie, die einen Effekt des Augentrainings auf Kurzsichtigkeit ergab. Darüber hinaus zeigte auch eine kleine nicht placebokontrollierte Studie keine vorbeugende Wirkung. Für andere Formen der Fehlsichtigkeit existieren ebenfalls nur kleine und methodisch schwache Studien, die keinen Beleg einer Wirksamkeit des Augentrainings liefern.

Andere Formen von Augen- beziehungsweise Sehtraining sollen bei einigen eher seltenen Sehschwächen hilfreich sein – beispielsweise, wenn es Patienten nicht möglich ist, mit beiden Augen einen Punkt zu fokussieren. Ursache ist eine mangelhafte Koordination der Augenmuskeln; es existieren schwache Hinweise, dass ein Sehtraining helfen kann.

Bei Legasthenie, Lernschwäche oder ADHS fehlt ein Wirknachweis dagegen völlig. Hier ist nicht einmal geklärt, ob es zwischen diesen Erkrankungen und gestörtem Sehen überhaupt eine Verbindung gibt. Gesichert ist lediglich, dass vom Augentraining direkt keine gefährlichen Nebenwirkungen zu erwarten sind.

LITERATURNACHWEIS AUF SEITE 224

K

Lebenserwartung
Multivitaminpräparate

• •

Hat die Einnahme von Vitaminpräparaten einen lebensverlängernden Effekt **?**

• •

Für Antioxidantien wie Vitamin A, Betacarotin, Vitamin C und Vitamin E gibt es keinen Hinweis auf eine lebensverlängernde Wirkung. Eine zusätzliche Einnahme von Betacarotin und Vitamin E sowie möglicherweise auch von Vitamin A (hoch dosiert) scheint das Sterberisiko sogar zu vergrössern. Einzig die Einnahme von Vitamin-D-Präparaten könnte bei älteren Frauen lebensverlängernd wirken.

Beweislage unzureichend niedrig mittel **hoch**

Mit Multivitaminpräparaten lässt sich viel Geld verdienen, greifen doch viele Menschen zumindest gelegentlich zu solchen Produkten. Sinnvoll erscheint dies nicht, denn die meisten Menschen – eine ausgewogene und abwechslungsreiche Ernährung vorausgesetzt – nehmen alle benötigten Vitamine und Mineralstoffe in ausreichender Menge zu sich. Meist werden die Mittel mit einer positiven Wirkung auf die Gesundheit beworben – bis hin zur Behauptung, die regelmässige Einnahme sei lebensverlängernd. Für Aufsehen sorgte deshalb eine Beobachtungsstudie aus dem Jahr 2011, an der knapp 40 000 Frauen im Alter von durchschnittlich 61 Jahren beteiligt waren. Die Arbeit deckte einen Zeitraum von 19 Jahren ab, das Ergebnis war vernichtend, scheinen doch mehrere der untersuchten Mittel – darunter Multivitaminpillen, Folsäure, Vitamin B_6, Zink, Kupfer, Magnesium und Eisen – die Lebenszeit sogar geringfügig zu verkürzen.

Diese Studie ist allerdings kritisch zu hinterfragen: Trotz grosser Teilnehmerzahl und langem Beobachtungszeitraum lässt sich nicht zweifelsfrei belegen, dass die etwas geringere Lebenserwartung auf die Einnahme von Nahrungsergänzungsmitteln (NEM) zurückgeht. Die Ursache für das etwas frühere Ableben könnte auch in schon bestehenden Krankheiten oder Mangelerscheinungen (etwa Eisenarmut im Blut) liegen, zu deren Behandlung die NEM gedacht waren.

Aufschlussreicher ist eine Analyse der Cochrane-Collaboration, in der 78 wissenschaftliche Studien eingeschlossen waren. Auch hier zeigte sich weder für die Vitamine A, C und E noch für Betacarotin ein lebensverlängernder Effekt; einzig für das Spurenelement Selen ist die wissenschaftliche Beweislage nicht ganz so eindeutig. Bedenklich ist jedoch, dass sich auch in dieser Analyse Hinweise darauf finden, dass die Einnahme der Vitamintabletten eine – wenn auch geringe – lebensverkürzende Wirkung hat.

Einzig bei Vitamin-D-Präparaten deutet sich ein lebensverlängernder Effekt an, wie eine andere Cochrane-Analyse zeigt. Vitamin-D-Mangel ist weit verbreitet. Bei genügend Sonneneinstrahlung kann die Haut dieses Vitamin in Form von Vitamin D_3 selbst herstellen, es kann aber auch über die Nahrung als Vitamin D_2 oder D_6 aufgenommen werden. Der Grossteil der Studienteilnehmer waren allerdings Frauen über 70 Jahre, die mit grösserer Wahrscheinlichkeit an Vitamin-D-Mangel litten und daher ein erhöhtes Risiko für Stürze und Knochenbrüche gehabt haben könnten. In dieser Gruppe zeigte sich, dass die Einnahme von Vitamin-D_3-Präparaten vermutlich lebensverlängernd wirkt.

LITERATURNACHWEIS AUF SEITE 224

Migräne
Akupunktur

• •

Kann Akupunktur einer Migräne und Spannungskopfschmerzen vorbeugen **?**

• •

Akupunktur beziehungsweise eine Akupunktur-Scheinbehandlung ist ähnlich gut zur Vorbeugung gegen Migräne und Spannungskopfschmerzen geeignet wie die Einnahme von Medikamenten. Allerdings zeigt sich im Vergleich zu Scheinakupunktur in der Wirkung kaum ein Unterschied.

Beweislage unzureichend niedrig **mittel** hoch

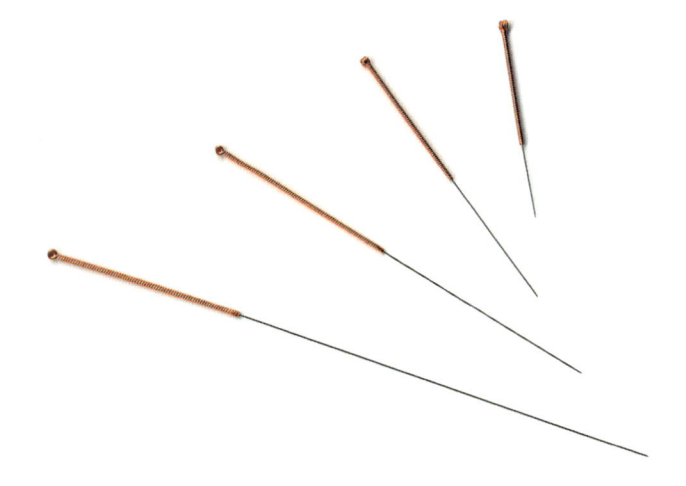

Die Akupunktur ist eine Methode, die in der traditionellen chinesischen Medizin entwickelt wurde. Bei der Behandlung werden bestimmte Punkte der Haut, die auf gedachten Linien (Meridianen) liegen, durch das Einstechen dünner Nadeln gereizt. Das soll den blockierten Energiefluss regulieren. Dadurch sollen Krankheiten geheilt beziehungsweise Beschwerden gelindert werden. Unter den sogenannten komplementärmedizinischen Methoden zählt die Akupunktur zu den beliebtesten Behandlungsformen. Häufig erhoffen sich Patienten von Akupunkturbehandlungen Linderung bei Migräne oder Kopfschmerzen. Migräneanfälle können stunden- bis tagelang anhalten. Sie gehen nicht selten mit Übelkeit sowie extremer Licht- und Geräuschempfindlichkeit einher. Spannungskopfschmerzen hingegen treten ohne Übelkeit auf und sind üblicherweise weniger intensiv als Migränekopfschmerzen.

In Berichten ist immer wieder zu lesen, dass Akupunktur bei Schmerzen wirksam sei. Die prinzipielle Wirksamkeit einer Akupunktur ist bezüglich Migräne und Spannungskopfschmerzen tatsächlich relativ gut abgesichert. So belegen zahlreiche wissenschaftliche Arbeiten die Wirksamkeit einer Akupunkturbehandlung.

Im Fall von Migräne scheint die Akupunktur mindestens genauso gut oder sogar etwas wirksamer vor Anfällen zu schützen als dafür üblicherweise verschriebene Medikamente. Ein Vorteil von Akupunkturbehandlungen ist, dass sie erheblich weniger unerwünschte Nebenwirkungen haben als Medikamente. Interessant dabei ist, dass es keine Rolle spielt, ob die Akupunkturbehandlung nach den Regeln der traditionellen chinesischen Medizin (TCM) erfolgt. Scheinbehandlungen, bei denen die Nadeln nicht an den TCM-Akupunkturpunkten gesetzt werden, erzielen eine vergleichbare Wirkung.

LITERATURNACHWEIS AUF SEITE 224 / BILD: ISTOCK

Migräne
Sport

Kann regelmässige sportliche Betätigung einer Migräne vorbeugen und Migränesymptome lindern **?**

Regelmässiger Sport scheint laut manchen Untersuchungen zumindest die Schmerzintensität zukünftiger Migräneattacken etwas zu verringern. Ob auch die Häufigkeit von Migräneattacken gesenkt werden kann, lässt sich nicht sicher beurteilen. Dazu sind grössere, abgesicherte Studien notwendig.

Beweislage unzureichend **niedrig** mittel hoch

Migräne ist ein Volksleiden. In der Schweiz sind rund zehn Prozent der Bevölkerung davon betroffen. Die Patienten leiden unter starken, anfallsartigen Kopfschmerzen, die oft von starker Licht- und Geräuschempfindlichkeit sowie von Übelkeit und Erbrechen begleitet werden. Zur Linderung der Beschwerden suchen die Betroffenen oft einen abgedunkelten und ruhigen Raum auf. Ein Migräneanfall dauert in der Regel einige Stunden, er kann sich aber auch über bis zu drei Tage hinziehen.

Ein Migräneanfall kündigt sich teilweise durch neurologische Phänomene an, etwa die Wahrnehmung von Lichtblitzen oder Sehstörungen, Taubheit oder Kribbeln mancher Körperteile oder durch andere Wahrnehmungsveränderungen. Als Auslöser nennen manche Betroffene Stress, Sorgen, Müdigkeit, körperliche Anstrengung, aber auch das Eintreten der Menstruation oder die Einnahme der Verhütungspille sowie den Verzehr bestimmter Nahrungsmittel.

Zur Vorbeugung von Migräneanfällen wird neben Arzneimitteln oder Akupunktur (siehe Seite 156) unter anderem immer wieder auch zu Ausdauersport geraten. Eine Auswertung von sieben Studien mit sehr geringen Teilnehmerzahlen aus dem Jahre 2008 attestierte, dass sportliche Betätigung eine geringfügige Verringerung der Schmerzintensität weiterer Migräneanfälle bewirken könnte. Hinweise auf eine Verringerung der Anfallshäufigkeit oder der Verkürzung von Migräneattacken fanden sich dabei jedoch nicht. Zudem entsprachen viele der Studien nur eingeschränkt strengen wissenschaftlichen Standards – so fehlte etwa oft eine Vergleichsgruppe, ohne die sich der Effekt einer Massnahme nur bedingt einschätzen lässt. Inzwischen wurden weitere Studien zu diesem Thema veröffentlicht. Diese deuten auf eine geringe Reduktion der Schmerzintensität zukünftiger Migräneanfälle hin.

Zusammenfassend scheint eine gewisse Wirksamkeit von regelmässig betriebenen Ausdauersportarten wie etwa Joggen oder Radfahren zur Vorbeugung vor Migräneanfällen wahrscheinlich. Diese dürfte aber nicht besonders gross sein und sich vor allem in einer Verringerung der Schmerzintensität der Anfälle bemerkbar machen. Für eine sichere Einschätzung dieses Effekts wurden allerdings bisher zu wenig umfangreiche und nach strengen wissenschaftlichen Kriterien geplante Studien durchgeführt. So war die Anzahl der Teilnehmer in den bisherigen Untersuchungen zu klein, zudem gab es oft keine Vergleichsgruppe. Auch erfolgte die Zuteilung zu Versuchs- und Vergleichsgruppe nicht zufällig und war somit anfällig für Verzerrungen. Zudem ist es möglich, dass die Dauer der untersuchten Sportprogramme mit 6 bis höchstens 26 Wochen zu kurz ist, um eine deutliche Auswirkung in Bezug auf Migräneanfälle zu zeigen.

LITERATURNACHWEIS AUF SEITE 224

Muskelaufbau
Elektrische Muskelstimulation

Ist eine elektrische Muskelstimulation (EMS) in Kombination mit gewöhnlichem Fitnesstraining zur Muskelstärkung effizienter als Fitnesstraining allein **?**

Es gibt Hinweise auf die prinzipielle Wirksamkeit von EMS zur Muskelstärkung. Für eine Überlegenheit der Kombination von EMS und gewöhnlichem Training im Vergleich zu alleinigem Fitnesstraining sind die Hinweise widersprüchlich.

Beweislage **unzureichend** niedrig mittel hoch

Die Werbung klingt verlockend: Einfach in eine Spezialweste schlüpfen, 10 bis 20 Minuten pro Woche ein paar Übungen machen und den Muskeln beim Wachsen beziehungsweise den Fettpölsterchen beim Dahinschmelzen zusehen. Elektro-Muskelstimulation heisst die Methode, die mit minimaler Anstrengung zum Traumkörper führen soll.

Sie beruht auf der Eigenschaft von Muskelfasern, sich bei Reizung durch Stromimpulse zusammenzuziehen. Für gewöhnlich erhält die Muskulatur den Befehl dazu vom Gehirn. Das Nervenzentrum schickt sehr schwache elektrische Impulse über Nervenbahnen gezielt an spezielle Muskelgruppen und löst deren Bewegung aus. Die Elektroden in der Weste ahmen diese Funktionsweise nach. Doch im Gegensatz zu den grauen Zellen in unserem Kopf, die eine präzise Feinsteuerung einzelner Muskelgruppen erlauben, löst dieses Training nur ein unkoordiniertes Zusammenziehen aller Muskeln aus, ähnlich einem Krampf.

In der Medizin findet EMS etwa nach einer Knieoperation Anwendung, wenn die Muskeln geschwächt sind. Zusätzlich zum Krafttraining soll die Kraft der Oberschenkelmuskulatur effizienter wiederhergestellt werden. Allerdings ist die Wirksamkeit der Methode nur unzureichend erforscht. Bei Personen mit intaktem Oberschenkel, die keine Operation hinter sich haben, scheint EMS die Muskulatur in einem geringen Mass stärken zu können. Somit ist EMS besser als gar kein Training. Schaut man sich die verfügbaren wissenschaftlichen Studien genauer an, wird deutlich, dass der Effekt nicht grösser ist als bei herkömmlichen Kräftigungsübungen. Die Ergebnisse zeigen zudem, dass auch eine Kombination von EMS und gewöhnlichem Training den Muskelaufbau des Oberschenkels nicht effektiver fördert als das Training allein.

Während die elektrische Stimulation einzelner Muskelgruppen zu therapeutischen Zwecken in einigen Arbeiten untersucht wurde, existieren zur Ganzkörper-EMS kaum wissenschaftliche Studien. In einer Untersuchung an 30 älteren Frauen zeigte sich nach 14 Wochen Kombinationstraining mit EMS und herkömmlichen Fitnessübungen eine deutlichere Stärkung von Bein- und Rumpfmuskulatur als durch Fitnessübungen allein. Zu einer Gewichtsreduktion führte dies allerdings nicht, auch wenn die Forscher bei der EMS-Fitness-Kombinationsgruppe einen stärkeren Rückgang von Taillenumfang und Hautfaltendicke feststellten. Da die Teilnehmerinnen der EMS-Gruppe jedoch bereits vor Trainingsbeginn einen höheren Körperfettanteil aufwiesen als ihre Vergleichspersonen, sind die Ergebnisse mit Vorsicht zu geniessen. Nebenwirkungen wurden in keiner einzigen Studie näher untersucht oder erwähnt – so bleiben nur die Warnhinweise der Gerätehersteller, bei einer Schwangerschaft, offenen Hautausschlägen oder Herzschrittmachern auf das Training aus der Steckdose zu verzichten.

Ob sich EMS als Fitnessersatz eignet oder gar in Kombination mit Fitnessübungen zu schnelleren Ergebnissen führt, lässt sich also aufgrund der unzureichenden Beweislage nicht beantworten.

LITERATURNACHWEIS AUF SEITE 224

Muskelaufbau
Power Plate

• •

Kann durch das Training auf Vibrationsplattformen ein merkbarer Aufbau von Muskelkraft beziehungsweise eine Gewichtsreduktion erreicht werden **?**

• •

Vibrationstraining ist möglicherweise zum Aufbau von Muskelkraft in den Beinen hilfreich. Ob sich die Methode auch zur Gewichtsreduktion eignet, ist nicht ausreichend untersucht.

Beweislage unzureichend **niedrig** mittel hoch

Vibrationsplattformen werden als Trainingsgeräte bereits seit einiger Zeit auf dem Markt angeboten. Den verschiedenen Geräten gemeinsam ist eine vibrierende Bodenplatte, auf der stehend oder hockend diverse Übungen absolviert werden. Die Plattformen schwingen dabei in horizontaler oder vertikaler Richtung oder in beide Richtungen. Diese Schwingungen werden über die Beine auf den Körper übertragen und sollen so die Muskulatur aktivieren. Wie das genau geschehen soll, ist nicht geklärt; zur möglichen Wirkungsweise gibt es nur Theorien.

Einige Studien zeigen, dass das Training auf Vibrationsplattformen die Muskelkraft der Beinmuskulatur tatsächlich stärken kann. Allerdings waren daran nur ältere Menschen beteiligt (Altersdurchschnitt 68 Jahre). Die Untersuchungen weisen allerdings qualitative Mängel auf.

Im Vergleich zu herkömmlichem Stärkungstraining lässt sich kein Vorteil der Plattformen erkennen. Möglicherweise bietet Vibrationstraining jedoch für Personen einen Vorteil, die sich nicht bewegen wollen oder nicht gut bewegen können. Die Ergebnisse liefern auch Hinweise darauf, dass Vibrationstraining das Gleichgewichtsgefühl älterer Personen verbessern könnte. Dabei scheint die Art der Schwingung (horizontal oder vertikal) keine Rolle zu spielen.

Unangenehme Nebeneffekte sind zwar in der Regel nicht schwerwiegend, können aber durchaus auftreten. Studienteilnehmer klagten etwa über Wasseransammlungen in den Beinen, Kopfschmerzen, Knieschmerzen sowie ein Kribbeln und Schmerzen in den Beinen während der ersten Trainingseinheiten.

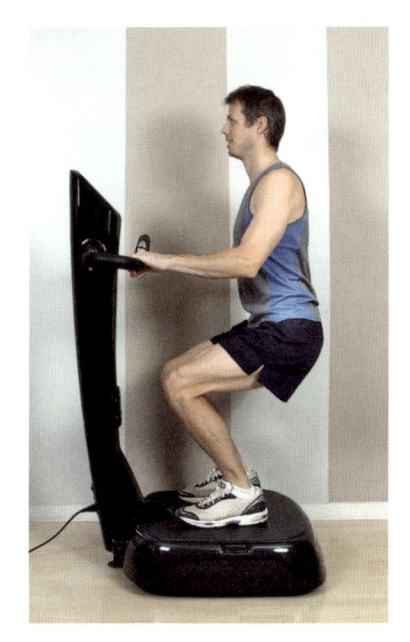

Auch wenn dies immer wieder behauptet wird und die Geräte entsprechend beworben werden: Überflüssige Kilos lassen sich durch die Benutzung von Vibrationsplattformen wahrscheinlich nicht einfach «wegrütteln». Eine diesbezügliche Studie, bei der das Training mit einer sechsmonatigen Diät kombiniert wurde, liefert zumindest keine seriösen Belege dafür.

LITERATURNACHWEIS AUF SEITE 224 / BILD: ISTOCK

Muskelschwäche Sarkopenie
Nahrungsergänzungsmittel

Helfen Nahrungsergänzungsmittel mit hohem Anteil an Eiweiss, Aminosäuren oder Vitamin D gegen altersbedingten Muskelschwund (Sarkopenie) **?**

Es gibt vereinzelt Hinweise, dass die zusätzliche Einnahme von Aminosäuren die Symptome einer Sarkopenie bessern kann, diese sind aber nicht gesichert. Die Einnahme von Vitamin D kann das Sturzrisiko bei alten Menschen etwas verringern. Am positivsten wirkt sich Krafttraining aus.

Beweislage unzureichend **niedrig** mittel hoch

Etwa ab dem 50. Lebensjahr beginnen die meisten Menschen, Muskelmasse langsam abzubauen. Bei rund 1 von 10 Personen zwischen 60 und 70 Jahren ist der altersbedingte Muskelschwund so weit fortgeschritten, dass er sich im Alltag deutlich bemerkbar macht, bei über 80-Jährigen ist jeder Zweite betroffen. Ärzte sprechen vom klinischen Zustand der Sarkopenie. Die Alters-Muskelschwäche führt unter anderem zu erhöhtem Sturzrisiko sowie zu Einschränkungen in der alltäglichen Bewegungsfreiheit und Selbständigkeit. Neben natürlichen Alterungsprozessen werden Bewegungsmangel sowie mangelhafte, eiweissarme Ernährung als Risikofaktoren vermutet. Auch übergewichtige Menschen können unter Sarkopenie leiden.

Auf dem Markt ist ein Nahrungsergänzungsmittel erhältlich, das angeblich eigens zur Behandlung der Sarkopenie entwickelt wurde und im Wesentlichen aus essenziellen Aminosäuren, Vitamin D sowie Carnitin besteht. Essenzielle Aminosäuren müssen mit der Nahrung aufgenommen werden, weil der Körper sie nicht selber herstellen kann. Aus den Aminosäuren produziert der Organismus wichtige Eiweissverbindungen wie Bestandteile von Muskelfasern. Carnitin wird vom Organismus selbst hergestellt und kommt auch in vielen tierischen und pflanzlichen Nahrungsmitteln vor. Vitamin D, welches unter anderem eine wichtige Rolle für den Knochenaufbau spielt, kann bei Sonneneinstrahlung selbst in der Haut produziert werden. Es kann auch über die Nahrung zugeführt werden, beispielsweise in Form von fetthaltigem Fisch.

Ob die Zufuhr von Aminosäuren als Nahrungsergänzungsmittel dem altersbedingten Muskelabbau entgegenwirken kann, ist wissenschaftlich kaum untersucht. Eine Studie der Universität Padua in Italien lässt vermuten, dass die dreimonatige Einnahme essenzieller Aminosäuren zusätzlich zur normalen Nahrung die Gehgeschwindigkeit älterer Menschen verbessern kann. An unerwünschten Nebenwirkungen traten bei wenigen Teilnehmern Verdauungsprobleme auf. Eine zweite Studie derselben Universität stellte nach Einnahme eines aminosäurehaltigen Nahrungsergänzungsmittels eine Zunahme von Muskelmasse bei älteren Menschen fest. Da aber ein eindeutiger Vergleich mit einer Gruppe ohne solche Nahrungsergänzung fehlt, ist dieses Ergebnis nur bedingt aussagekräftig. Für die Wirksamkeit von Carnitin bei altersbedingtem Muskelabbau gibt es keine wissenschaftlichen Hinweise. Eine Auswertung von Studien zu Vitamin-D-Mangel zeigt, dass die tägliche Einnahme das Risiko, zu stürzen, etwas senken kann.

Gut abgesichert ist die positive Wirkung von 2- bis 3-maligem Krafttraining pro Woche. Studien belegen, dass dadurch unter anderem eine moderate Verbesserung der Gehgeschwindigkeit, eine mittlere bis grosse Verbesserung der Fähigkeit, von einem Stuhl aufzustehen, und ein grosser Effekt auf die Muskelkraft erreicht werden kann.

LITERATURNACHWEIS AUF SEITE 225

Nahrungsmittelunverträglichkeit
Glutamat

Kann Glutamat in Nahrungsmitteln Unverträglichkeitssymptome hervorrufen **?**

Es gibt keinen aussagekräftigen Hinweis, dass der Verzehr von Glutamat Beschwerden auslöst. Bisher durchgeführte Studien weisen jedoch Mängel auf. Es lässt sich nicht ausschliessen, dass es vereinzelt Personen gibt, die sensibel auf grosse Mengen an Glutamat reagieren.

Beweislage unzureichend niedrig mittel hoch

Salze und Ester der Glutaminsäure, auch als Glutamate bekannt, dürfen in der asiatischen Küche in kaum einem Gericht fehlen. Auch hierzulande findet Glutamat als künstlich hergestellter Lebensmittelzusatzstoff (E 620 bis E 625) breite Anwendung, etwa in Fertiggerichten und Snacks. Der Geschmacksverstärker wird Speisen jedoch nicht nur künstlich beigemengt, sondern kommt auch natürlicherweise in vielen Lebensmitteln (zum Beispiel Kartoffeln, Tomaten oder diversen Käsesorten wie Parmesan) in bedeutenden Mengen vor. Der fleischig-herzhafte Geschmack ist charakteristisch und wird neben süss, sauer, salzig und bitter auch als fünfte Geschmacksrichtung (Umami) bezeichnet.

In der westlichen Welt geriet Glutamat allerdings in den 1960er-Jahren in Verruf, als Fallberichte über zahlreiche Unverträglichkeitssymptome nach dem Essen in chinesischen Restaurants bekannt wurden. Der Schuldige war schnell ausgemacht: Glutamat soll für die Unverträglichkeitssymptome verantwortlich sein. Taubheitsgefühle, Schwäche, Kopfschmerzen, Herzklopfen und Unwohlsein nach dem Genuss asiatischer, insbesondere chinesischer Speisen sollen auf das Konto des Geschmacksverstärkers Glutamat gehen. Die Symptome fanden als Chinarestaurant-Syndrom Eingang in den allgemeinen Sprachgebrauch. Glutamat steht auch im Verdacht, Asthma auszulösen.

In wissenschaftlichen Studien konnte jedoch bislang kein aussagekräftiger Nachweis erbracht werden, dass Glutamat Unverträglichkeitssymptome hervorruft. Berichte, wonach eine hundertprozentige Entwarnung gegeben werden kann, sind allerdings verfrüht. Bei genauerem Hinsehen erweisen sich die vorliegenden Studien nämlich als methodisch mangelhaft. Um eine klare Aussage treffen zu können, bräuchte es sogenannte randomisiert-kontrollierte Studien. Bei solchen Untersuchungen erhalten Teilnehmer nach dem Zufallsprinzip entweder Glutamat oder aber ein bekanntermassen wirkungsloses Mittel (Placebo) und weder Studienteilnehmer noch Versuchsleiter wissen, wer was bekommt.

LITERATURNACHWEIS AUF SEITE 225

Parkinson
Musiktherapie

Hilft eine Musiktherapie bei der Parkinson-Krankheit?

Die Studienlage deutet darauf hin, dass eine Musiktherapie bei Parkinson-Patienten eine Verbesserung der Beweglichkeit und Stabilität bewirken könnte. Auch bei anderen Erkrankungen wirkt die Musiktherapie möglicherweise unterstützend. Allerdings sind viele Aspekte noch ungeklärt.

Beweislage unzureichend **niedrig** mittel hoch

Die Musik ist mit der menschlichen Entwicklung eng verbunden, schon in grauer Vorzeit sangen Menschen und spielten auf Instrumenten. Das Musizieren dient bis heute dabei nicht nur der Unterhaltung, sondern hat auch in der medizinischen Behandlung seinen Platz. Für Musiktherapeuten sind die harmonisch-rhythmischen Weisen eine Art «Medikament» für Körper, Geist und Seele. Musik soll die Gesundheit erhalten, fördern oder wiederherstellen. Gezielt eingesetzt wird Musik zum Beispiel bei der Behandlung von Menschen, die unter Parkinson leiden, einer unheilbaren Nervensystem-Erkrankung. Die Patienten haben zunehmend Koordinationsprobleme bei alltäglichen Bewegungsabläufen und Tätigkeiten, etwa beim Gehen oder beim Essen.

Zur Verbesserung der Beschwerden wird die Musiktherapie gelegentlich als Zusatzbehandlung eingesetzt. Tatsächlich scheinen, wie Studien zeigen, musikalisch untermalte Geh- oder Tanzübungen zu mehr Beweglichkeit und Stabilität zu führen: Die Balance verbessert sich leicht, was zur Sturzvermeidung wichtig ist. Allerdings sind die Ergebnisse noch als vorläufig zu betrachten. Es ist durchaus möglich, dass neue Untersuchungen mit mehr Teilnehmern und besserem Studiendesign zu einer anderen Beurteilung führen.

Parkinson ist nicht die einzige Krankheit, bei der die Musiktherapie zu einem gesteigerten Wohlbefinden beziehungsweise einer Verbesserung der Krankheitszeichen beitragen kann. Auch bei Schlafproblemen, Schizophrenie, depressiven Symptomen und weiteren psychischen Erkrankungen wirkt Musik vermutlich positiv. Es gibt zudem Hinweise darauf, dass auch Ängste vor einer Operation durch eine Musiktherapie besser zu bewältigen sind. Möglicherweise bietet diese Behandlungsform auch bei Autismus, Krebs, Herzerkrankungen und weiteren gesundheitlichen Beeinträchtigungen eine positive Unterstützung.

Der Wirksamkeitsnachweis der Musiktherapie ist allerdings nicht einfach zu erbringen. Eine Vielzahl von Therapieansätzen macht einen Vergleich kompliziert bis unmöglich. Besser geklärt werden muss auch, wie oft und wie lange behandelt werden muss, damit der positive Effekt möglichst lange anhält. Verheissungsvoll erscheint, dass viele Patienten einer Musiktherapie gegenüber offen sind, ausserdem wurden bislang keine unerwünschten Nebenwirkungen dokumentiert.

LITERATURNACHWEIS AUF SEITE 225

Rheumatismus
Fischöl

Helfen Omega-3-Fettsäuren oder eine fischreiche Ernährung bei rheumatoider Arthritis?

Es ist unklar, ob Präparate mit Omega-3-Fettsäuren Schmerzen und andere Symptome bei rheumatoider Arthritis verbessern können. Studienergebnisse dazu sind widersprüchlich. Ob eine fischreiche Ernährung hilft, ist nur ungenügend untersucht.

Beweislage unzureichend niedrig mittel hoch

Fisch gilt als gesund. Ernährungswissenschafter empfehlen, dass mindestens ein bis zwei Portionen Fisch pro Woche auf den Tisch kommen sollten. Besonders zu bevorzugen seien dabei fettreiche Arten wie Makrele, Lachs, Thunfisch, Hering oder Saibling. Der Grund sind die in diesen Fischen in grossen Mengen enthaltenen Omega-3-Fettsäuren. Diese können möglicherweise die Herz-Kreislauf-Gesundheit stärken.

Auch die Nahrungsergänzungsmittelindustrie hat die Omega-3-Fette längst für sich entdeckt und vermarktet Fischölpräparate in grossem Massstab. Unter anderem sollen Fischölkapseln gegen Depressionen oder Hyperaktivität und Aufmerksamkeitsstörungen bei Kindern helfen (wofür es allerdings kaum Hinweise gibt).

Bei Rheuma werden den Omega-3-Fetten entzündungshemmende Wirkungen unterstellt. Eine Analyse der vorhandenen wissenschaftlichen Studien dazu fällt allerdings ernüchternd aus. In der grossen Mehrzahl der Studien finden sich keine Belege für einen schmerz- oder entzündungslindernden Effekt. Auch auf die Entzündungswerte im Blut von Rheumapatienten scheinen die Präparate keinen Einfluss zu haben.

Es gibt allerdings einige wenige Untersuchungen, die eine positive Wirkung von Fischölpräparaten attestieren. So soll die Einnahme von Fischölkapseln dazu führen, dass weniger schmerz- und entzündungshemmende Medikamente angewendet werden müssen. Diese Studien haben allerdings gemein, dass sie nur sehr kleine Teilnehmerzahlen aufweisen und daher nur bedingt aussagekräftig sind. Für ein klareres Bild wären Studien mit weit mehr Patienten nötig.

Ob eine fischreiche Ernährung rheumatische Beschwerden verringern kann, ist kaum untersucht. Die Grünschalmuschel (auch Grünlippmuschel genannt) soll an der Küste lebende neuseeländische Maori-Ureinwohner vor rheumatischen Beschwerden bewahren. Die Küstenbewohner haben angeblich seltener mit rheumatischer Arthritis zu kämpfen als ihre im Landesinneren lebenden Landsleute. Den Grund dafür meinten Wissenschafter im Speiseplan der Küsten-Maori gefunden zu haben – in dem die Grünschalmuschel eine wichtige Rolle spielt. Geschäftstüchtige Muschelzüchter verkaufen mittlerweile grosse Mengen der Speisemuscheln an Hersteller von Nahrungsergänzungsmitteln. Schaut man sich allerdings die neuseeländischen Studien an, fällt auf, dass sie methodisch schwach sind, nur wenige Probandenzahlen aufweisen und zudem widersprüchliche Ergebnisse liefern. Kurzum lassen sich daraus keine stichhaltigen Belege für eine positive Wirkung bei Patienten mit rheumatoider Arthritis ableiten.

Von rheumatoider Arthritis ist im Laufe des Lebens einer von hundert Menschen betroffen. Die Krankheit äussert sich vor allem durch geschwollene und entzündete Gelenke, Schmerzen, Steifheit am Morgen und Abgeschlagenheit. Schuld ist das Immunsystem, das aus ungeklärter Ursache die eigenen Gelenke angreift. Die Krankheit ist nicht heilbar, es gibt jedoch mehrere Möglichkeiten für eine gezielte Behandlung, die das weitere Fortschreiten der Erkrankung verhindert beziehungsweise verlangsamt. Zum Einsatz kommen dabei nicht-steroidale Antirheumatika (NSAR) wie Ibuprofen oder Diclofenac, kortisonartige Mittel (Steroide), sogenannte Basistherapeutika wie Methotrexat (die meist nur längerfristig wirken und schwere Nebenwirkungen haben können) sowie sogenannte Biologica (gentechnisch hergestellte Eiweisse). Auch sportliche Betätigung und physiotherapeutische Behandlungen können hilfreich sein.

LITERATURNACHWEIS AUF SEITE 225

Rheumatismus
Wilfords Dreiflügelfrucht

Hilft der Extrakt von Wilfords Dreiflügelfrucht gegen rheumatoide Arthritis **?**

Noch fehlen Studien mit gutem Design, die endgültig Aufschluss über die Wirksamkeit von Dreiflügelfrucht-Extrakten bei rheumatoider Arthritis geben können. Die aktuelle Studienlage deutet allerdings auf gewisse positive Effekte hin.

Beweislage unzureichend **niedrig** mittel hoch

Jeder Hundertste leidet an rheumatoider Arthritis. Dabei greift das Immunsystem den Körper an, was zu Entzündungen in den Gelenken führt. Symptome sind Schmerzen, Kraftlosigkeit, Erschöpfung und Rheumaknoten. Rheumatoide Arthritis kann die Lebensqualität enorm einschränken und psychische Belastungen mit sich bringen. Wird die Krankheit, für die es keine Heilung gibt, nicht eingedämmt, kann es zu starker Verformung und Zerstörung der Gelenke und schweren Behinderungen kommen. Zudem können auch die Blutgefässe betroffen sein, was das Risiko einer Herz-Kreislauf-Erkrankung erhöht. Gegen die Schmerzen und um ein Fortschreiten der Erkrankung zu verhindern, helfen häufig nur Medikamente, die teilweise erhebliche Nebenwirkungen haben und die zudem über einen sehr langen Zeitraum hinweg eingenommen werden müssen. Viele Rheumapatienten suchen deshalb nach einer wirksamen alternativmedizinischen Behandlung. Neue Hoffnung gibt die in Japan, Korea und China in Wäldern, Parks und Gärten vorkommende Wilfords Dreiflügelfrucht. Extrakte dieser Pflanze werden in Ostasien bei diversen Erkrankungen eingesetzt, wenn es gilt, Entzündungen oder ein überschiessendes Immunsystem im Zaum zu halten. Die Pflanze beziehungsweise deren Extrakt soll auch zur Bekämpfung der rheumatoiden Arthritis taugen.

Zur Wirksamkeit von Wilfords Dreiflügelfrucht liegen einige – meist im asiatischen Raum erstellte – Studien vor. Leider zeigen diese Untersuchungen methodische Schwächen und haben folglich nur eine geringe Aussagekraft. Das gilt auch für eine Studie vom April 2014, die eine Wirksamkeit der Frucht belegen soll und von vielen Medien aufgegriffen wurde. Die Studienteilnehmer wussten hier allerdings Bescheid, ob sie mit einem Dreiflügelfruchtextrakt oder mit einem herkömmlichen Medikament behandelt wurden. Es ist erwiesen, dass bereits der Glaube an die Wirkung einer Behandlung deren Erfolg verbessert und somit Studienergebnisse verzerrt. Dieser Placeboeffekt lässt sich nur ausschliessen, wenn Teilnehmer und Studienleiter über die zufällig zugeteilte Behandlungsmethode im Unklaren gelassen werden. Wesentlich mehr Gewicht hat eine systematische Übersichtsarbeit aus dem Jahr 2013. Hier wurden die derzeit besten verfügbaren Studien mit über 700 Teilnehmern ausgewertet. Extrakte von Wilfords Dreiflügelfrucht können demnach positive Auswirkungen bei rheumatoider Arthritis haben, zum Beispiel was die Greifkraft betrifft. Die Wirkung könnte sogar mit jener von gängigen synthetischen Medikamenten vergleichbar sein. Für eine endgültige Beurteilung sind jedoch mehr Untersuchungen mit gutem Design notwendig.

Auch die möglichen unerwünschten Nebenwirkungen (dazu zählen Magen-Darm-Beschwerden, Menstruationsbeschwerden und Zyklusstörungen, eine verringerte Fruchtbarkeit bei Männern, Störungen beim Harnlassen, Kopfschmerzen, Haarausfall sowie häufigere Infektionen) müssen noch besser erfasst und beurteilt werden. Auf derartige Nebenwirkungen hat bereits eine Übersichtsarbeit der Cochrane Collaboration aus dem Jahr 2011 hingewiesen. Die Autoren dieser Studie berichteten jedoch ebenfalls über eine mögliche Symptomlinderung.

LITERATURNACHWEIS AUF SEITE 225

Rückenschmerzen
Yoga

Wirken Yogaübungen gegen chronische Rückenschmerzen **?**

Die Wirksamkeit von Yoga zur Behandlung chronischer Kreuzschmerzen ist wahrscheinlich, allerdings nicht völlig gesichert. Viele Studien zeigen, dass Yoga zu einer geringen, jedoch merkbaren Besserung der Symptome beiträgt. Manchmal kann Yoga die Schmerzen allerdings auch verstärken.

Beweislage unzureichend niedrig **mittel** hoch

Schmerzen im unteren Bereich des Rückens zählen zu den häufigsten Volksleiden. Rund 85 von 100 Menschen sind zumindest einmal im Leben davon betroffen. Bei einem grossen Teil davon lässt sich keine Ursache feststellen. Als wirksame und anerkannte Methode zur Behandlung chronischer Kreuzschmerzen gilt bereits seit längerem sportliche Betätigung. Vor allem Dehnung sowie Kräftigung der Muskulatur spielen dabei eine wichtige Rolle. In jüngerer Zeit wird zunehmend Yoga als geeignete Therapie bei Rückenschmerzen propagiert.

Yoga ist eine alte indische Lehre, die der hinduistischen Philosophie entstammt. Nach klassischem Verständnis ist Yoga ein spiritueller Weg, der dazu dient, sich einem übergeordneten Ziel anzunähern. Dabei haben sich mittlerweile zahlreiche unterschiedliche Richtungen und Lehren entwickelt. In der heute in der westlichen Welt praktizierten Form ist es im Wesentlichen eine Kombination aus Körperhaltungen und

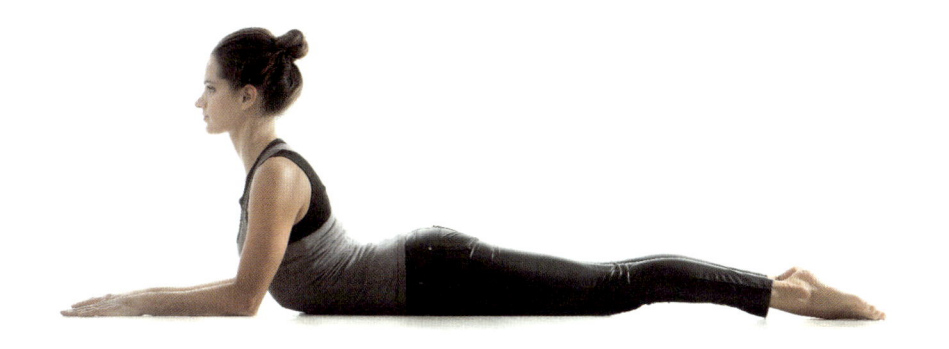

Atemübungen, die zu mehr Ruhe und Ausgeglichenheit führen soll.

Bei chronischen Rückenschmerzen werden vor allem verschiedene leicht auszuführende Übungen empfohlen und praktiziert. Ziel ist, dass bestimmte Muskelgruppen gelockert und gedehnt werden und dass Patienten auch im Alltag ihre Körperhaltung besser kontrollieren können.

Eine systematische Übersichtsarbeit analysierte insgesamt zehn Forschungsstudien, die erhöhten wissenschaftlichen Kriterien (randomisiert-kontrolliert) genügen, hinsichtlich der Wirksamkeit von Yoga bei chronischen Schmerzen im unteren Rückenbereich. Auch wenn dabei unterschiedliche Yogalehren zur Anwendung kamen, waren doch immer Dehnungs-, Atem- und Entspannungsübungen enthalten. Zudem wurde in jedem Fall das Bewusstsein für eine kontrollierte Körperhaltung vermittelt. Die Dauer der Yogaprogramme reichte von einwöchigem Intensivtraining (täglich acht Stunden) bis zu zwei Einheiten pro Woche über 24 Wochen.

Fazit: Mit Yogaübungen kann eine leichte und durchaus anhaltende Besserung der Beschwerden erreicht werden. Die Wirksamkeit ist dabei vergleichbar mit der anderer Bewegungsübungen oder eines herkömmlichen Behandlungsprogramms. In drei der eingeschlossenen Studien traten allerdings auch unerwünschte Nebenwirkungen auf. Bei rund 8 bis 14 von 100 Patienten führten die Yogaübungen zu stärkeren Schmerzen, die allerdings in ähnlichem Ausmass auch in einer Gruppe auftraten, die mit Stretchingübungen arbeitete. In zwei Studien kam es in der Yogagruppe zusätzlich zu einem Bandscheibenvorfall, bei einer weiteren Person traten starke Schmerzen auf. Insgesamt scheint Yoga zur Behandlung von Kreuzschmerzen in begrenztem Ausmass wirksam zu sein. Zur Absicherung der Ergebnisse müssten jedoch grössere Studien mit mehr Teilnehmern durchgeführt werden.

LITERATURNACHWEIS AUF SEITE 226 / BILD: ISTOCK

Schlaflosigkeit
Hopfen

• • • • • • • • • • • • •

Ist Hopfen ein gutes Schlafmittel **?**

• • • • • • • • • • • •

Zu Hopfen als einzigem Wirkstoff gegen Schlaflosigkeit gibt es keine Studien.
In Kombination mit Baldrian wurde er in einigen Studien getestet, die Ergebnisse sind widersprüchlich.

Beweislage **unzureichend** niedrig mittel hoch

Schlafprobleme sind relativ weit verbreitet, zwischen 10 und 20 Prozent der Bevölkerung leiden gelegentlich darunter. Es gibt eine Reihe von Tipps, was gegen Schlafstörungen helfen kann. Etwa Entspannungsübungen, das Vermeiden schwerer Mahlzeiten am Abend oder auch das berühmte Glas warme Milch. Viele schwören auch auf pflanzliche Schlafmittel, die Hopfen enthalten. Der zur Familie der Hanfgewächse zählenden Kletterpflanze wird seit jeher eine schlaffördernde Wirkung zugesprochen, weshalb ihre Extrakte auch in Schlafmitteln zum Einsatz kommen. Es gibt jedoch keine einzige klinische Studie, die die Wirksamkeit von Hopfen allein bei Schlaflosigkeit untersucht hätte. Getestet wurden fast immer Kombinationen mit anderen Wirkstoffen, zumeist Baldrian. Diesem wird in der Volksmedizin ebenfalls eine schlaffördernde Wirkung zugesprochen.

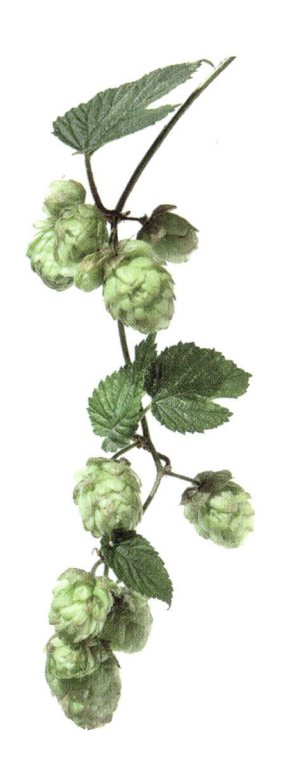

Doch selbst in der Kombination mit Baldrian zeigt sich ein widersprüchliches Bild. Insgesamt gibt es drei gut ausgeführte Studien, und zwei davon finden auch Hinweise auf eine schlafverbessernde Wirkung. Die Arbeit mit den meisten Teilnehmern findet jedoch keine Belege für die Wirksamkeit einer Baldrian-Hopfen-Mischung. Angemerkt muss dabei allerdings werden, dass in den Studien unterschiedliche Dosierungen zum Einsatz kamen.

Hersteller geben gelegentlich Studien in Auftrag und hoffen so auf einen wissenschaftlichen Beweis der Wirksamkeit ihrer Produkte. Das Ergebnis einer sehr gut gemachten Arbeit zu einem Nahrungsergänzungsmittel mit Hopfenbestandteilen dürfte allerdings nicht im Sinne des Herstellers ausgefallen sein. Das getestete Mittel verbessert die Schlafqualität der Studienteilnehmer nämlich nicht mehr als ein Placebo.

In einer weiteren seriös durchgeführten Studie von 2013 schneidet eine Mischung aus Baldrian, Hopfen und Passionsblume gleich gut ab wie der Wirkstoff Zolpidem, eines der am häufigsten verordneten Schlafmittel. Dies ist zwar beachtlich, doch es bleibt unklar, welchen Anteil an der Wirkung der Hopfen hat.

LITERATURNACHWEIS AUF SEITE 226 / BILD: ISTOCK

Schlaflosigkeit
Vollmond

Wirkt sich der Vollmond negativ auf den Schlaf aus **?**

Die Phasen des Mondes scheinen keinen Einfluss auf den Schlaf zu haben.

Beweislage unzureichend **niedrig** mittel hoch

Der Mond muss immer wieder als Sündenbock herhalten, wenn wir von Schlaflosigkeit geplagt werden. Ein wissenschaftlicher Nachweis konnte dafür allerdings bislang nicht erbracht werden. Die Autoren einer Studie glauben nun, Beweise dafür gefunden zu haben, dass die Schlafzeit um die Phase des Vollmonds herum 20 Minuten kürzer wird, die Einschlafzeit sich um fünf Minuten verlängert und die Tiefschlafphasen sich um 30 Prozent verkürzen. Doch allein schon die geringe Zahl an Teilnehmern (33) und der kurze Beobachtungszeitraum (maximal zwei Nächte pro Teilnehmer) schränken die Aussagekraft enorm ein. Die Forscher haben Daten einer alten Studie nochmals ausgewertet, die ursprünglich den Einfluss des Alters auf den Schlaf untersuchen sollte. Das heisst unter anderem auch, dass sie die Rahmenbedingungen nicht auf einen Versuch zu Mondphasen abgestimmt haben und ihnen daher wichtige Informationen fehlten. Sie wussten nicht, wer von den Teilnehmern «mondgläubig» war oder wem die aktuelle Mondphase zur Studienzeit bekannt war.

In einer neueren Studie von 2014 analysierten Forscher die Gehirnaktivitäten von 47 Teilnehmern im Schlaf mit Elektroenzephalogrammen (EEG) und behaupteten, einen Einfluss des Mondes zu erkennen, doch die gefundenen Zusammenhänge sind uneinheitlich und auch die Methodik der Studie wirkt nicht vertrauenswürdig. Interessanter ist eine zweite Studie, in der Tausende Schlaf-EEGs von insgesamt 1265 Studienteilnehmern analysiert wurden. Dabei konnte kein Einfluss der Mondphase auf irgendein Schlafmerkmal, also weder auf die Schlaflänge noch auf die Einschlafdauer oder die REM-Phasen, gefunden werden.

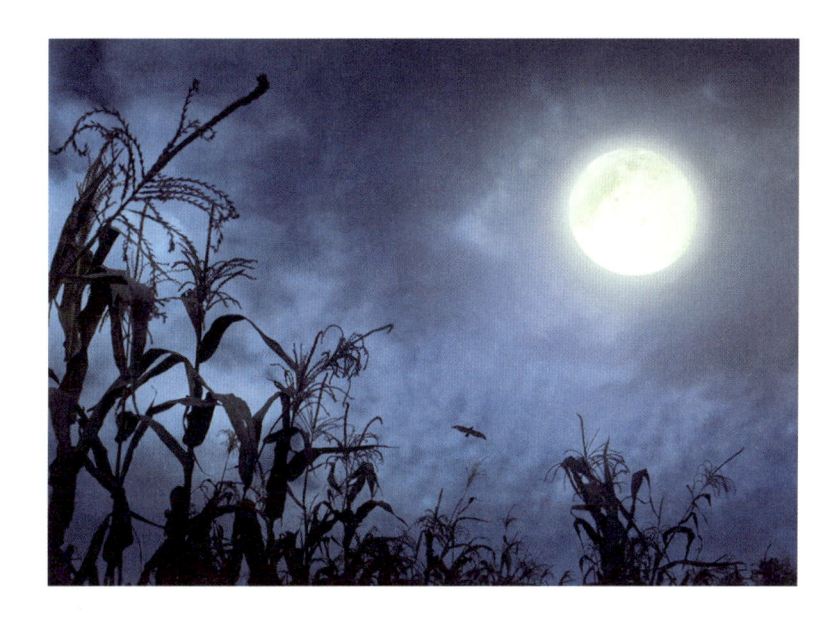

Zwar gibt es zahlreiche andere Studien, in denen der Einfluss des Mondes auf den Menschen untersucht wurde, aber nur wenige drehen sich um das Schlafverhalten. Eine Studie aus 2006 findet zwar einen Einfluss, aber auch hier wurden nur 31 Personen über einen Zeitraum von sechs Wochen getestet. Zudem wurde ursprünglich eine andere Frage untersucht. In einer österreichischen Studie, in der die Schlaftagebücher von 195 Gesunden und 196 Kranken ausgewertet wurden, findet sich kein Zusammenhang zwischen der subjektiven Schlafqualität und irgendeiner Mondphase.

Auch in älteren Zusammenfassungen wissenschaftlicher Arbeiten, in denen der grundsätzliche Einfluss des Mondes auf menschliches Verhalten untersucht wurde, konnten keine überzeugenden Belege dafür gefunden werden.

Eine mögliche Erklärung, warum wir dazu neigen, bestimmte Ereignisse mit dem Mond in Verbindung zu bringen, sehen Wissenschafter in der selektiven Wahrnehmung. Findet demnach einmal ein dramatisches Ereignis während einer Vollmondphase statt, tendieren wir dazu, eine Verbindung mit dem Mond zu konstruieren; ereignislose Vollmondnächte hingegen werden nicht registriert. Glauben wir erst einmal daran, dass der Mond einen Einfluss auf unser Leben hat, werden wir immer wieder Hinweise dafür suchen und auch finden – selbst wenn es sich dabei um puren Zufall handelt.

LITERATURNACHWEIS AUF SEITE 226 / BILD: ISTOCK

Schmerzen
Akupunktur

Wirkt eine Akupunkturbehandlung bei chronischen Schmerzen besser als eine Placebo-Akupunkturbehandlung **?**

Akupunktur ist einer Schein-Akupunkturbehandlung bei manchen Schmerzarten zwar geringfügig überlegen, allerdings dürften Schmerzpatienten diesen Unterschied kaum wahrnehmen.

Beweislage unzureichend niedrig **mittel** hoch

Schmerzen können durch eine Akupunkturbehandlung offenbar gelindert werden. Unklar ist dabei, ob die Wirkung davon abhängt, dass die Nadeln gemäss den Vorgaben der chinesischen Medizin gesetzt werden, oder ob ein Placeboeffekt ebenfalls eine Rolle spielt.

Wir haben uns die klinischen Untersuchungen näher angeschaut, in denen die Wirkung der Akupunktur bei chronischen Schmerzen untersucht wurde. Dabei kamen auch verschiedene Schein-Akupunkturmethoden zum Einsatz. In einigen Fällen wurden die Nadeln etwa nur oberflächlich in die Haut eingestochen. Einige Forscher verwendeten Akupunkturnadeln, die sich in den Schaft zurückzogen und die Haut gar nicht durchdrangen. In anderen Untersuchungen wurde mit Laser oder elektrischer Stimulation gearbeitet. Allen Studien war gemein, dass bei der Schein-Akupunktur die echte Behandlung so täuschend nachgeahmt wurde, dass die Probanden keinen Unterschied erkennen konnten.

Es zeigte sich, dass Akupunktur bei chronischen Schmerzen jedenfalls besser wirkt als gar keine Behandlung. Bei der Vorbeugung von Migräneanfällen zeigt die Akupunktur eine genauso gute Wirksamkeit wie herkömmliche Medikamente. Allerdings fällt der Behandlungseffekt bei einer korrekt ausgeführten Akupunkturbehandlung ähnlich aus wie bei einer Placebo-Akupunkturbehandlung. Das gilt auch für chronische Kopf- oder Gelenkschmerzen, für Rücken- und Nackenschmerzen sowie für altersbedingte Gelenkabnutzung (Arthrose) und Spannungskopfschmerzen. Auch bei Fibromyalgie, einer chronischen Schmerzerkrankung der Muskulatur, wirkt die Akupunktur wahrscheinlich kaum merkbar besser als eine Schein-Akupunktur.

Warum das Einstechen von dünnen Nadeln in Haut und Muskeln überhaupt eine schmerzstillende Wirkung besitzt, darauf können die vorliegenden Studien keine Antwort liefern. Doch auch wenn der Wirkmechanismus der Akupunktur noch im Dunkeln liegt, scheint die Therapieform eine Alternative für Patienten mit chronischen Schmerzen zu sein.

LITERATURNACHWEIS AUF SEITE 226

Schmerzen
Chili

Lindert ein Pflaster mit hoch dosiertem Capsaicin Beschwerden bei Schmerzpatienten **?**

Ein Pflaster mit dem hoch dosierten Wirkstoff Capsaicin kann Schmerzen für rund 12 Wochen lindern, allerdings spricht nicht jeder auf diese Behandlungsmethode an. Nach der Anwendung sind die Patienten zudem meist nicht vollkommen schmerzfrei.

Beweislage unzureichend niedrig **mittel** hoch

Schmerzen sind wichtige Warnsignale des Körpers. Schneiden wir uns etwa in den Finger oder verbrennen wir uns die Hand, meldet uns der Körper dies in Form eines plötzlich auftretenden Schmerzsignals. Bei geschädigten Nervenbahnen können Schmerzen auch grundlos auftreten, ohne dass ein auslösender Reiz vorhanden ist. Mediziner bezeichnen dies als sogenannten neuropathischen Schmerz.

Nervenschmerzen können durch Krankheiten wie multiple Sklerose ausgelöst werden, manchmal sind sie aber auch die Folge von Erkrankungen wie Diabetes, Schlaganfall oder Gürtelrose. Etwa 1,5 Prozent der Bevölkerung sind von neuropathischen Schmerzen betroffen. In der Schweiz wären es demnach rund 120 000 Personen. Nervenschmerzen beeinträchtigen den Alltag enorm. Da herkömmliche Schmerzmittel meist nicht ausreichen, müssen die Patienten häufig auf stark schmerzunterdrückende Medikamente (Opioide) zurückgreifen. Auch Antidepressiva können gegen die Schmerzen helfen.

Ein Pflaster mit dem Wirkstoff Capsaicin soll ebenfalls Nervenschmerzen lindern. Der Stoff aus der Chilipflanze wirkt lokal wärmend, durchblutungsfördernd, reizend und schmerzlindernd. Ähnliche Präparate sind bereits zur Behandlung von Muskelverspannungen oder Nackenschmerzen im Handel. Diese enthalten allerdings bedeutend weniger Capsaicin (0,1 Prozent), während das Pflaster gegen Nervenschmerzen eine Dosierung von 8 Prozent aufweist. Es wird vom Arzt nach einer Vorbehandlung mit einem lokalen Betäubungsmittel für eine Stunde auf die betroffene Stelle geklebt und soll angeblich jedem zweiten Patienten rasch Linderung verschaffen. Die Wirkung soll im Schnitt drei Monate, im längsten Fall bis zu sechs Monate anhalten. Die Wirksamkeit des Capsaicin-Pflasters wurde bereits in mehreren klinischen Studien untersucht. Die behandelten Probanden litten entweder nach einer abgeheilten Gürtelrose oder im Zusammenhang mit einer HIV-Infektion an Nervenschmerzen. Es zeigte sich, dass nur jeder sechste bis siebte Betroffene eine deutliche Besserung verspürt. Ob diese Wirkung auch länger als drei Monate anhält, lässt sich nicht sagen, da die Probanden nur für drei Monate beobachtet wurden.

Positiv ist bei dieser Art der Schmerzbehandlung hervorzuheben, dass die Anwendung nach Abklingen der Wirkung wiederholt werden kann; zudem sind keine Wechselwirkungen mit anderen Medikamenten bekannt. Nebenwirkungen wie ein Brennen, Blasen, Pusteln und andere Hautreizungen an der behandelten Hautstelle treten jedoch häufiger auf. In einigen Fällen kann es auch zu Entzündungen und Blutergüssen bis hin zu Bluthochdruck oder Muskelkrämpfen kommen. Patienten mit diabetesbedingten Schmerzen sollten beachten, dass bestimmte Präparate für sie nicht geeignet sind.

LITERATURNACHWEIS AUF SEITE 226

Schmerzen
Meditation

Hilft Meditation gegen chronische Schmerzen **?**

Meditation soll unter chronischen Schmerzen leidenden Patienten helfen, besser mit ihrer Krankheit umzugehen – das versprechen zumindest sogenannte achtsamkeitsbasierte Behandlungsmethoden. Einzelne Studien bescheinigen derartigen Therapien zwar gewisse Erfolge in der Schmerzbehandlung, um allgemeingültige Aussagen über die Wirksamkeit treffen zu können, wären allerdings Studien mit einer grösseren Teilnehmerzahl notwendig.

Beweislage unzureichend niedrig mittel hoch

Sogenannte achtsamkeitsbasierte Methoden, dazu gehört etwa Meditation, werden vielfach zur Behandlung chronischer Schmerzen empfohlen. Achtsamkeitsbasierte Therapien zielen nicht nur auf die Schmerzbekämpfung ab, sie sollen auch dazu beitragen, die Einstellung zum Schmerz und die Reaktion darauf zu verändern. Die achtsamkeitsbasierte Schmerzbehandlung geht auf ein Ende der 1970er-Jahre entwickeltes Konzept des US-amerikanischen Molekularbiologen Jon Kabat-Zinn zurück. Es lehnt sich an Ideen aus dem Buddhismus sowie aus der Yogalehre an, ohne dass die Patienten spirituell oder religiös motiviert sein müssen. Die Behandlungseinheiten bestehen meist aus acht wöchentlichen Sitzungen sowie täglich zu Hause zu absolvierenden Meditationsübungen. Die Patienten sollen einen neuen Umgang mit stressauslösenden Zuständen wie etwa Schmerz erlernen – zum Beispiel die Fähigkeit, der Situation mit Gleichmut begegnen zu können.

Der Einfluss von achtsamkeitsbasierten Methoden auf chronischen Schmerz wurde in mehreren qualitativ hochwertigen Studien untersucht. Patienten mit chronischen Schmerzen nahmen an acht wöchentlichen Sitzungen teil, in denen Prinzipien der achtsamkeitsbasierten Stressreduktion oder achtsamkeitsbasierte Meditationsübungen vermittelt wurden. Zusätzlich zu den wöchentlichen Sitzungen sollten die Studienteilnehmer täglich Meditationsübungen durchführen. In vier der sieben Studien liessen sich im Vergleich zu Scheintherapien oder gewöhnlicher Schmerzbehandlung keine Vorteile nachweisen. In zwei der sieben Studien trat dagegen durch die Therapie mit achtsamkeitsbasierten Methoden eine merkbare Abnahme der Schmerzempfindung auf.

Achtsamkeitsbasierte Meditation und Methoden, die auf achtsamkeitsbasierter Stressreduktion aufbauen, scheinen also in manchen Fällen Schmerzen erträglicher machen zu können. Warum sich dieser Effekt nicht in allen Untersuchungen zeigt, ist unklar. Der Grund könnte allerdings darin liegen, dass in jeder Studie eine etwas andere Behandlungsform angewandt wurde. Möglicherweise sind manche Therapieformen mehr und andere weniger für die Schmerztherapie geeignet. Die Aussagekraft der Studien ist auch deshalb geschmälert, weil die Anzahl der Teilnehmer meistens nur sehr gering war. Abweichende Ergebnisse haben dadurch einen grösseren Einfluss und können die Ergebnisse eher verzerren. Um die tatsächliche Wirksamkeit achtsamkeitsbasierter Methoden bei der Schmerzbehandlung feststellen zu können, sind Studien mit einer grösseren Anzahl von Teilnehmern notwendig.

LITERATURNACHWEIS AUF SEITE 227

Schmerzen
Schröpfen

Können chronische Nacken- und Rückenschmerzen durch Schröpfen gelindert werden **?**

Es gibt vorsichtige Hinweise darauf, dass eine Schröpftherapie bei Patienten mit chronischen Nacken- und Rückenschmerzen zu einer Besserung führen kann. Für eine Beurteilung der Wirksamkeit sind aber bessere klinische Studien nötig.

Beweislage **unzureichend** niedrig mittel hoch

Schon in der Antike zählte das Schröpfen zum medizinischen Standardrepertoire. Man nahm an, dass Erkrankungen auf eine Entmischung der Körpersäfte (humores) zurückzuführen seien. Diese Säfte sollten mit Schröpfköpfen – dies sind kugelförmige Gläser mit kreisrunder Öffnung – wieder ausgeglichen werden. Bei diesem Verfahren wird die Luft im Glas erhitzt und sofort auf die Haut aufgesetzt (trockenes Schröpfen). Im Glas entsteht ein Vakuum und die Haut wird angesaugt. So soll die Durchblutung angeregt werden und die angeblich heilsamen Kräfte so wirksam werden. Durch den medizinischen Fortschritt geriet die Heilmethode in Vergessenheit, seit einigen Jahren erfreut sie sich jedoch wieder wachsender Beliebtheit.

Die Behandlung ist schmerzfrei und wird von Patienten oft als entspannend beschrieben. Nach einer Sitzung kann es allerdings zu Rötungen, Blutergüssen und auch blauen Flecken an den behandelten Stellen kommen. Für gewöhnlich heilen diese jedoch nach zwei bis drei Tagen wieder ab. Darüber hinaus kommen auch das blutige Schröpfen und die Schröpfmassage zur Anwendung. Beim blutigen Schröpfen ritzt der behandelnde Arzt die Haut leicht an, bevor das Glas aufgesetzt wird. So wird eine kontrollierte Blutung ausgelöst. Bei der Schröpfmassage werden die Gefässe auf der Haut hin und her bewegt.

Schröpfen soll bei vielen verschiedenen Krankheitsbildern und Symptomen heilsam sein. Es wird von einigen Ärzten vor allem bei Rücken- und Kopfschmerzen oder auch bei Menstruationsbeschwerden angewendet.

Aber gibt es Belege dafür, dass die Schröpftherapie Schmerzen tatsächlich reduzieren kann? Studien, die sich mit der Therapie und ihrer Wirkung beschäftigen, gibt es viele. Die meisten Forschungsarbeiten stammen aus China und attestieren eine gewisse Wirksamkeit. Schaut man sich alle diese zwischen 1992 und 2010 veröffentlichten Studien jedoch genauer an, fällt auf, dass sie von niedriger wissenschaftlicher Qualität sind. Ein Nutzen der Schröpftherapie lässt sich daraus wissenschaftlich nicht eindeutig belegen.

Eine aktuellere, gut ausgeführte Studie aus dem Jahr 2011 untersuchte 50 Patienten mit chronischen Nackenschmerzen. Die eine Hälfte wurde mit der Schröpftherapie behandelt, die andere Hälfte erhielt gar keine Behandlung. Nach fünf Schröpfbehandlungen konnte eine Schmerzreduktion gegenüber den unbehandelten Patienten festgestellt werden. Ob die Behandlung allerdings tatsächlich besser wirkt als eine Scheinbehandlung, wurde bei dieser Studie nicht untersucht.

Eine weitere randomisiert-kontrollierte Studie mit 39 Patienten, welche an Rückenschmerzen litten, brachte kein eindeutiges Ergebnis. So konnte die Wirkung weder bestätigt noch ausgeschlossen werden. Auch eine randomisiert-kontrollierte Studie aus dem Jahr 2013 mit Patienten, die an chronischen Nackenschmerzen litten, führte zu unklaren Resultaten. Hier wurden eine Patientengruppe 12 Wochen lang mit der Schröpftherapie und eine andere mittels Muskelentspannungstherapie behandelt. Am Ende wurden die Patienten nach ihrem Wohlbefinden befragt. Die Schröpftherapie-Patienten fühlten sich zwar wohler, die Schmerzen waren allerdings nach Behandlungsende nicht geringer als die in der Muskelentspannungsgruppe.

LITERATURNACHWEIS AUF SEITE 227

Schmerzen, chronische
Vitamin D

Kann die Einnahme von Vitamin-D-Präparaten chronische Schmerzen bei Fibromyalgie verbessern **?**

Die Studienlage dazu ist nicht eindeutig. Es gibt keine klaren Hinweise, dass Vitamin D helfen kann.

Beweislage unzureichend niedrig mittel hoch

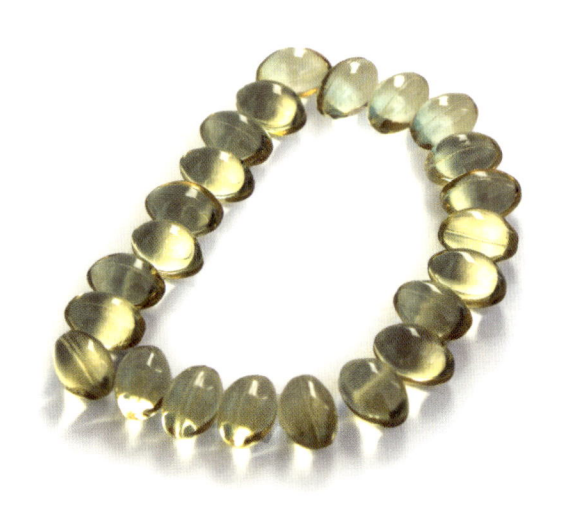

Viele Menschen leiden unter chronischen Schmerzen, ohne dass Ursachen erkennbar wären. Meist tritt die im Fachjargon Fibromyalgie genannte Erkrankung zwischen dem 30. und 55. Lebensjahr auf. Zu Beginn sind die Schmerzen meist auf einzelne Körperregionen wie Schultern oder Nacken beschränkt. Sie können sich im weiteren Verlauf jedoch auf mehrere Regionen ausbreiten. Betroffene verspüren ständige Schmerzen in Muskeln, Gelenken und oft im Rücken, häufig begleitet von Kopfschmerzen oder chronischen Darmbeschwerden und Schlaflosigkeit.

Die Ursache für die Schmerzerkrankung ist unklar, auch in gründlichen Untersuchungen können Ärzte keine sichtbaren körperlichen Veränderungen feststellen. Dennoch können die Schmerzen das Leben der Betroffenen stark beeinträchtigen – in weiterer Folge sind auch Depressionen und Angsterkrankungen eine häufige Begleiterscheinung.

Gegen Fibromyalgie ist die Medizin weitgehend hilflos. Neben Medikamenten (etwa schmerzstillenden Mitteln, aber auch Antidepressiva) kann vor allem regelmässige sportliche Betätigung helfen. Die zusammengefassten Ergebnisse bisheriger Studien zeigen eine deutliche Besserung bei zumindest 20 Minuten Sport täglich an zwei bis drei Tagen pro Woche. Auch Krafttraining könnte die Symptome lindern. Ebenfalls Hilfe verschaffen könnte eine Kognitive Verhaltenstherapie, bei der Betroffene lernen, negative Gedanken und ihre Einstellung zu sich und ihrer Erkrankung zu verändern.

Manche Mediziner setzen auf eine Therapie, die in der Gabe von Vitamin D besteht. Grundlage dafür ist eine Studie, die angeblich zeigt, dass sich die Symptome mit Vitamin D lindern lassen. Schaut man sich die Arbeit aus dem Jahr 2014 jedoch genauer an, findet sich dafür keine Bestätigung. Die Studienergebnisse zeigen keine merkliche Schmerzbesserung durch die Vitamin-D-Gabe. Zudem weist die Studie zahlreiche Mängel auf.

Auch die Ergebnisse zweier anderer Untersuchungen lassen an der schmerzstillenden Wirkung von Vitamin D zweifeln. In einer Studie an 50 Frauen fanden Forscher keinen Hinweis darauf, dass Vitamin D besser wirkt als ein Scheinmedikament. Auch nach einer dreimonatigen Behandlung hatten sich Muskel- und Gelenkschmerzen nicht merkbar gebessert. Eine zweite Studie an 84 Patienten mit Fibromyalgie-Diagnose lieferte widersprüchliche Ergebnisse. Sechs Wochen nach der Behandlung war nicht klar, ob die Patienten in der Vitamin-D-Gruppe tatsächlich weniger Schmerzen hatten als diejenigen in der Scheinbehandlungsgruppe. Eine weitere Studie fand keine Hinweise, dass Vitamin D zur Behandlung anderer chronischer Schmerzen wie rheumatoider Arthritis und rheumatischer Polymyalgie geeignet wäre.

LITERATURNACHWEIS AUF SEITE 227 / BILD: ISTOCK

Schwangerschaft
Kaffee

Kann der Konsum von Koffein während der Schwangerschaft und während des Stillens das Kind schädigen **?**

Es gibt keine ausreichenden Hinweise, dass der mässige Konsum von koffeinhaltigen Getränken negativen Einfluss auf die Entwicklung des Kindes hat. Die Studienlage lässt auch keine Schlüsse auf die Gehirnentwicklung zu.

Beweislage unzureichend niedrig mittel hoch

Um Kaffee ranken sich viele Mythen, was seine angebliche Schädlichkeit betrifft. Auch Schwangere und stillende Mütter sollen das Heissgetränk aufgrund des darin enthaltenen Koffeins meiden. Französische Forscher glauben, einen Zusammenhang zwischen der Aufnahme von Koffein durch die Mütter und leichten Störungen der Gehirnentwicklung des Nachwuchses gefunden zu haben. Das vermeintlich alarmierende Ergebnis hat allerdings einen Haken: Bei den Studienteilnehmern handelte es sich ausschliesslich um Mäuse. Diese unterscheiden sich in ihrem Stoffwechsel und ihrer Entwicklung deutlich vom Menschen. Es ist daher nicht auszuschliessen, dass Koffein bei Nagern ganz anders wirkt als beim Menschen. Aus den Ergebnissen der Tierstudie auf Auswirkungen beim Menschen zu schliessen, ist daher nicht ohne Weiteres möglich.

Eine systematische Übersichtsarbeit der Cochrane Collaboration hat die verfügbaren Humanstudien zu Schwangerschaft und Koffeinkonsum ausgewertet. Am Ende blieb nur eine hochwertige Studie übrig, in der die Auswirkung von koffeinhaltigem mit der von entkoffeiniertem Kaffee verglichen wurde. Zum Thema Gehirnentwicklung und Koffein kann diese Untersuchung keine Aussage treffen, da diese Thematik nicht untersucht wurde. Die Studie zeigt lediglich, dass eine Reduktion der täglichen Kaffeemenge von drei und mehr Tassen um ein bis zwei Tassen keinen signifikanten Einfluss auf das Geburtsgewicht der Säuglinge zu haben scheint. Eine weitere Auswertung von Studien zur Auswirkung von Koffein auf das Frühgeburtsrisiko lässt ebenfalls keine Zusammenhänge erkennen. Bei den analysierten Studien handelt es sich jedoch nur um Beobachtungsstudien, die keinen eindeutigen Schluss auf ein eventuelles Risiko durch Koffein zulassen.

Fazit: Aufgrund der momentanen Studienlage ist es nicht möglich, eine Empfehlung für oder gegen den Konsum von Kaffee während der Schwangerschaft zu geben. Dazu wären weitere Studien notwendig. Doch es ist nicht zu verantworten, schwangeren oder stillenden Frauen Koffein zu verabreichen, wenn eventuell ein Risiko für den Fötus beziehungsweise das Baby besteht.

Abseits dieser Diskussion erfüllt Koffein allerdings auch eine positive Funktion bei der medizinischen Behandlung von Frühgeborenen. Bei diesen Säuglingen kommt es nicht selten zu Atemstillständen. Dauern die Atempausen länger als 20 Sekunden oder treten sie häufig auf, kann das die Entwicklung von Gehirn und Organen negativ beeinflussen. Eines der therapeutischen Mittel gegen die Atemstillstände ist Koffein.

LITERATURNACHWEIS AUF SEITE 227

Schweinegrippe
Tamiflu

Hat Oseltamivir (Tamiflu) geholfen, Todesfälle durch das H1N1-Influenza-Virus («Schweinegrippe»-Virus) zu reduzieren **?**

Bisher veröffentlichte Analysen von Daten sind von ungenügender Qualität, um diese Frage beantworten zu können.

Beweislage **unzureichend** niedrig mittel hoch

Nachdem Tamiflu und ähnliche Medikamente (Neuraminidase-Hemmer) in den letzten Jahren bezüglich ihrer Wirksamkeit gegen die Schweinegrippe stark in Verruf geraten waren, schienen die Mittel durch eine neue Studie rehabilitiert. Der Studie zufolge hat die Behandlung von Schweinegrippe-Spitalpatienten in den Jahren 2009 und 2010 mit Neuraminidase-Hemmern die Zahl der Todesfälle um ein Fünftel reduzieren können: Begannen die Patienten rechtzeitig (innerhalb von 2 Tagen nach Beginn der Symptome) mit der Behandlung, fiel die Sterbewahrscheinlichkeit demnach nur mehr halb so gross aus wie ohne Neuraminidase-Behandlung.

Die vom Tamiflu-Hersteller Hoffmann-La Roche finanzierte Studie offenbart allerdings grobe Mängel. Die Autoren hatten Aufzeichnungen von 30 000 Schweinegrippe-Patienten aus 78 Behandlungszentren und Spitälern ausgewertet. Auf den ersten Blick erscheint die Patientenzahl ausreichend gross. Allerdings führten wesentlich mehr Spitäler (401) Aufzeichnungen über die Behandlung von Schweinegrippe-Patienten. Vier Fünftel aller Daten fanden somit keinen Eingang in die Studie. Es kann also nicht ausgeschlossen werden, dass die Behandlung mit Neuraminidase-Hemmern in den nicht berücksichtigten Behandlungszentren weniger erfolgreich war.

Unklar ist auch, ob die Behandlungsdaten systematisch und transparent erhoben wurden. Wären die Daten willkürlich nur von einem Teil der H1N1-Patienten aufgezeichnet worden, wäre das Ergebnis nicht mehr objektiv und somit verzerrt. Zur Qualität der aufgezeichneten Daten machen die Autoren jedoch keine Angaben. Auffällig ist auch, dass die Rohdaten keinen signifikanten Unterschied in der Sterberate zwischen Neuraminidase-Hemmer-Behandelten und Unbehandelten zeigen. Mit 97 von 1000 starben sogar mehr behandelte als unbehandelte Patienten (92). Möglicherweise haben Patienten mit erhöhtem Sterberisiko jedoch eher eine Behandlung erhalten als jene, bei denen die Ärzte annahmen, dass sie die Infektion ohnehin überstehen würden. Inwieweit der Tamiflu-Wirkstoff Oseltamivir während der H1N1-Pandemie Leben gerettet hat, bleibt völlig im Unklaren. In der durch Hoffmann La Roche finanzierten Studie wurde dies nämlich nicht gesondert untersucht. Es wurden lediglich Daten zu Neuraminidase-Hemmern allgemein veröffentlicht.

Neben Oseltamivir kamen aber auch die Wirkstoffe Zanamivir (Relenza von GlaxoSmithKline) und Peramivir (BioCryst; nur in Japan und Südkorea zugelassen) zur Behandlung zum Einsatz. In etlichen Fällen war nicht bekannt, welches dieser drei Medikamente die Patienten erhalten hatten. Manchmal wurden zusätzlich andere Medikamente verabreicht, manchmal mit verschiedenen Neuraminidase-Hemmern kombiniert. Analysen der Cochrane Collaboration zeigen, dass die genannten Medikamente den Verlauf einer «gewöhnlichen» saisonalen Grippe nur geringfügig abmildern können. Oseltamivir verkürzt die Krankheitsdauer im Mittel um einen halben Tag von 7 auf 6,5 Tage. Das Medikament kann weder das Risiko für schwere Komplikationen verringern noch die Anzahl an Spitalaufnahmen reduzieren. Frühere Analysen liessen eine deutlich bessere Wirksamkeit vermuten. So sollten Neuraminidase-Hemmer nicht nur schwere Komplikationen verhindern, sondern im Fall einer Influenza-Epidemie die Verbreitung eindämmen können.

Die Weltgesundheitsorganisation WHO nahm Oseltamivir deshalb in die Liste der «essentiellen Medikamente» auf. Als die WHO im Juni 2009 die H1N1-Influenza zur Pandemie erklärte, deckten sich viele Regierungen mit dem Präparat ein. Erst im Nachhinein stellte sich heraus, dass die Einschätzung der Wirksamkeit auf unvollständigen Daten basierte. Hoffmann-La Roche hatte sich lange geweigert, vollständige Studiendaten zur Wirksamkeit des Wirkstoffs für eine unabhängige Überprüfung zugänglich zu machen. Erst ein Gerichtsurteil zwang den Pharmakonzern, sämtliche Studiendaten herauszugeben.

LITERATURNACHWEIS AUF SEITE 227

Stress
Meditation

• • • • • • • • • • • •

Hilft Meditation gegen Stress **?**

• • • • • • • • • • •

Verschiedene Formen von Meditation scheinen sowohl bei Gesunden als auch bei Menschen mit psychischen Erkrankungen Stress lindern zu können. Die Qualität der zugrunde liegenden Studien ist jedoch unzufriedenstellend.

Beweislage unzureichend **niedrig** mittel hoch

Die Meditation hat spirituelle und religiöse Wurzeln in vielen Kulturen weltweit. Eine einheitliche Definition, was Meditation genau ist und wie sie ausgeführt werden sollte, gibt es nicht. Grundsätzlich sollen Entspannung, Achtsamkeit und Konzentration geübt werden und der Geist soll zur Ruhe kommen. Der Meditation wird immer wieder eine positive Wirkung für die Gesundheit und insbesondere bei Stresssituationen nachgesagt. Die wohl umfassendste Studie zu den Wirkungen der Meditation wurde im Auftrag des amerikanischen Gesundheitsministeriums im Jahr 2007 erstellt. Ein Forscherteam fasste darin den Stand des damaligen Wissens auf über 470 Seiten zusammen. So umfangreich das Papier auch war, die Datenlage erwies sich dennoch als sehr dünn. So sind zwar 813 Studien in die Übersichtsarbeit eingeschlossen, die zusammengefassten Ergebnisse liefern jedoch nur wenig Substanz. Demnach helfen einige Formen der Meditation bei der Senkung des Blutdrucks und Yoga reduziert Stress. Manche Meditationsarten erzielen auch bei gesunden Menschen signifikante Veränderungen, sowohl neurobiologischer als auch physiologischer Art. Sämtliche Ergebnisse basieren jedoch auf methodisch äusserst schwachen Studien und sind daher alles andere als gesichert.

Entsprechend forderten die Autoren, dass zur Meditation mehr und qualitativ besser geforscht werden sollte. Eine Forderung, die nur unzureichend erfüllt wurde, wie der Blick auf aktuellere Übersichtsarbeiten zeigt. Eine italienische Analyse von 52 Studien zu den neurobiologischen und klinischen Wirkungen von achtsamkeitsbasierter Meditation kommt aufgrund der schwachen Datenlage zu keinem eindeutigen Ergebnis. Zwar wird bei an sich gesunden Menschen eine Stressreduktion gezeigt, aufgrund der groben Mängel der Studien bleibt jedoch unklar, ob diese tatsächlich auf die Meditationstherapie zurückzuführen ist.

Eine Übersichtsarbeit zeigt, dass manche Formen der Meditation gegen Stress besser helfen als gar keine andere gezielte Behandlung. Meditation ist anderen Behandlungsformen allerdings nicht überlegen. Bewegungsprogramme, Muskelentspannung und Gruppentherapie wirken mindestens ebenso gut.

Fazit: Es finden sich viele Hinweise auf positive Effekte von Meditation bei einer Stresstherapie. Die Wirksamkeit der Behandlung ist jedoch nicht gut abgesichert. Die besten Resultate werden in jenen Studien erzielt, bei denen sich die Teilnehmer aktiv für die Meditation entscheiden konnten, also nicht in eine Gruppe eingeteilt werden. Das hat aber zur Folge, dass die Ergebnisse verzerrt werden, weil die Einteilung in Behandlungs- und Kontrollgruppe zufällig geschehen sollte. Andererseits zeigt es auch, dass die Motivation der Teilnehmer von Bedeutung ist. Wer nicht meditieren will, wird weniger von der Meditation profitieren.

LITERATURNACHWEIS AUF SEITE 228

Thrombose
Kompressionsstrümpfe

Können Kompressionsstrümpfe das Risiko für problematische Thrombosen während eines Langstreckenfluges verringern **?**

Das Tragen von Kompressionsstrümpfen, die bis unters Knie reichen, kann die Wahrscheinlichkeit für Thrombosen auf Langstreckenflügen vermutlich deutlich verringern.

Beweislage unzureichend niedrig **mittel** hoch

Viele Menschen fürchten Langstreckenflüge, weil sie Angst vor einer Thrombose (Blutgerinnsel) haben. Tatsächlich besteht ein gewisses Risiko, dass sich während oder nach einer längeren Flugreise eine Thrombose entwickelt. Das zeigte eine grosse Untersuchung im Auftrag der Weltgesundheitsorganisation WHO. Durchschnittlich ist etwa einer unter 4600 Passagieren auf Flügen von mehr als vier Stunden Dauer betroffen. Im Vergleich mit Menschen, die nie fliegen, bedeutet dies ein um den Faktor 2 bis 4 erhöhtes Risiko. Dabei steigt die Wahrscheinlichkeit mit der Flugdauer, und sie kann bis zu acht Wochen nach dem Flug erhöht sein; in geringerem Umfang stellen auch lange Auto- oder Zugreisen ein Risiko dar. Schätzungen zufolge sind auf Langstreckenflügen von über acht Stunden etwa 2 bis 3 von einer Million Passagieren betroffen. Gefährdeter sind dabei übergewichtige Personen sowie Patienten, die an einer erblich bedingten erhöhten Blutgerinnungsneigung (Hyperkoagulabilität) leiden. Auch besonders klein oder gross gewachsene Menschen sind häufiger betroffen. Ein deutlich höheres Risiko tragen Frauen, die die Antibabypille einnehmen, da die Thrombose-Wahrscheinlichkeit bei dieser hormonellen Verhütungsmethode bereits von Grund auf erhöht ist.

In den meisten Fällen tritt eine Thrombose in den Beinvenen auf, was sich durch Schmerzen, Schwellungen und Entzündungen bemerkbar machen kann. Gefährlich wird es, wenn sich ein in der Vene gebildeter Blutpfropfen löst und in die Lunge wandert. Dort kann es zur Verstopfung von Blutgefässen kommen und eine Lungenembolie kann auftreten. Diese kann tödlich sein. Die Wahrscheinlichkeit für das Auftreten einer Lungenembolie nach einem Langstreckenflug ist allerdings sehr gering.

Kompressionsstrümpfe, die bis unters Knie reichen, können das Thrombose-Risiko stark reduzieren. Die Strümpfe sollen während des ganzen Fluges getragen werden. Sie üben einen leichten Druck auf die Unterschenkel aus. Dies fördert das Zurückfliessen von sauerstoffarmem Blut zum Herzen. Auch gegen eine Ansammlung von Flüssigkeit in den Beinen (Ödeme) können Kompressionsstrümpfe nützlich sein. Gravierende Nebenwirkungen bei der Anwendung von Kompressionsstrümpfen sind bislang nicht bekannt.

Eine Spritze mit niedrig-molekularem Heparin könnte bei der Vermeidung von Blutgerinnseln eventuell hilfreich sein, allerdings kann Heparin schwere Blutungen auslösen. Nicht wirksam ist einer Studie zufolge Acetylsalicylsäure, auch wenn diese «blutverdünnende» Eigenschaften hat.

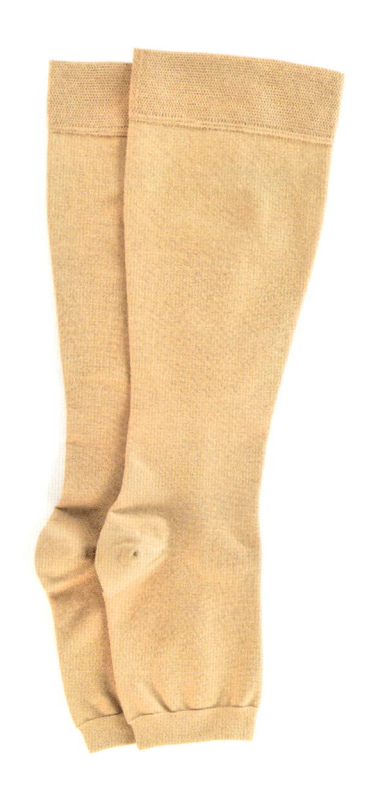

Der Rat, während des Fluges viel Flüssigkeit zu trinken, aufzustehen und Bewegungen zu machen, basiert nur auf indirekten Schlussfolgerungen. Wissenschaftlich eindeutige Belege für die Wirksamkeit gibt es nicht, obwohl ein Hauptgrund für die Entstehung von Reise-Thrombosen stundenlanger Bewegungsmangel zu sein scheint.

LITERATURNACHWEIS AUF SEITE 228 / BILD: ISTOCK

Übergewicht
Alkohol

Bewahrt moderater Alkoholkonsum vor der Entwicklung von Übergewicht **?**

In manchen Studien zeigte sich bei Personen mit moderatem Alkoholkonsum ein geringeres Übergewichtsrisiko als bei Nicht-Trinkern. Die Ergebnisse sind allerdings widersprüchlich und nicht gesichert.

Beweislage unzureichend niedrig mittel hoch

Alkohol enthält beinahe doppelt so viele Kalorien wie Zucker. Ein grosses Bier (0,5 l) hat einen Brennwert von rund 200 kcal, allein der enthaltene Alkohol bringt es dabei bereits auf 140 kcal. Da Alkohol aber kaum sättigt und deshalb auch die Aufnahme anderer kalorienhaltiger Nahrungsmittel nicht ersetzt, wurde immer wieder vermutet, dass alkoholische Getränke mit ein Grund für die Entwicklung von Übergewicht sein könnten.

Umso überraschender sind die Ergebnisse einer aktuelleren Übersichtsarbeit, der zufolge geringer Alkoholkonsum sogar eher vor Übergewicht schützen soll als gar kein Konsum von alkoholischen Getränken. Die angesprochene Studie ist die zurzeit einzige verfügbare Zusammenfassung bisheriger wissenschaftlicher Arbeiten zum Thema Alkohol und Übergewicht. Insgesamt umfasst sie 33 Studien, die zu teilweise widersprüchlichen Ergebnissen kommen.

Zwar findet die Mehrzahl der Untersuchungen einen Zusammenhang zwischen Alkoholkonsum und Gewichtszunahme, ein nicht unbeträchtlicher Teil der anderen kommt hingegen zum entgegengesetzten Ergebnis – nämlich, dass Alkoholkonsum das Risiko für Übergewicht sogar reduzieren kann. In wiederum anderen Studien zeigt sich ein Zusammenhang entweder nur für ein Geschlecht oder gar nicht.

Eine mögliche Erklärung für die widersprüchlichen Ergebnisse könnte darin liegen, dass nur der Konsum von grossen Mengen an Alkohol mit einer Gewichtszunahme in Verbindung steht. Demnach hätte der Konsum von moderaten Alkoholmengen entweder gar keine Auswirkung auf den Aufbau von Körperfett oder er könnte sogar eine schützende Rolle spielen.

Genauso denkbar ist aber auch, dass andere Faktoren eine Rolle spielen. Beispielsweise kamen zwei der Studien zu dem Schluss, dass der Genuss von Wein weniger mit Übergewicht in Verbindung steht als etwa jener hochprozentiger alkoholischer Getränke. Ein Grund könnte darin liegen, dass Weintrinker möglicherweise insgesamt zu einer gesünderen Ernährung tendieren.

Einige der Ergebnisse könnten allerdings schlicht verzerrt sein, weil sich die Wissenschafter in manchen Studien bei der Feststellung des Körpergewichts auf Angaben der Studienteilnehmer verliessen und keine eigenen, objektiven Messungen vornahmen. Übergewichtige neigen nämlich eher dazu, beim eigenen Gewicht etwas zu schummeln als Normalgewichtige.

Auch wenn es dafür derzeit noch keine wissenschaftliche Erklärung gibt: Klar scheint zu sein, dass Alkohol nicht automatisch dick machen muss. Der Zusammenhang zwischen Alkoholkonsum und Gewichtszunahme scheint komplexer zu sein als bisher gedacht.

LITERATURNACHWEIS AUF SEITE 228

Übergewicht
Schlafmangel

Kann Schlafmangel Übergewicht verursachen **?**

Menschen, die regelmässig zu wenig schlafen, scheinen mit höherer Wahrscheinlichkeit übergewichtig zu sein als jene, die ausreichend Schlaf bekommen. Ob aber der Schlafmangel selbst das Übergewicht verursacht, ist unklar.

Beweislage unzureichend niedrig mittel hoch

Unsere Zeit ist knapp. Arbeit, Familie, Freizeit, Hobbys und ein wenig Entspannung wollen in den Alltag integriert werden. Um das alles unter einen Hut zu bekommen, sparen wir zunehmend am Schlaf. Statt der empfohlenen und physiologisch benötigten acht Stunden schläft rund ein Drittel der Bevölkerung zumindest an den Arbeitstagen deutlich weniger. Zu wenig Schlaf bedingt eine geringere Leistungsfähigkeit und wirkt sich langfristig auch auf die körperliche sowie seelische Gesundheit aus.

Neueren Erkenntnissen zufolge soll Schlafmangel auch noch dick machen. Das zumindest behaupten britische Wissenschafter, die Studien an insgesamt rund 600 000 Personen auswerteten. Dabei kamen sie zu dem Schluss, dass Menschen, die fünf Stunden oder weniger pro Tag schlafen, eineinhalbmal häufiger übergewichtig sind als Menschen, die länger schlafen. Und die Wissenschafter stellten auch gleich noch eine Modellrechnung auf. Demnach würde eine Person mit einer Körpergrösse von 1,78 Metern bei einer Stunde mehr Schlaf pro Nacht nach rund 10 Jahren 1,4 Kilogramm weniger auf die Waage bringen.

Zwei weitere Übersichtsarbeiten zeigen ebenfalls einen möglichen Zusammenhang zwischen zu wenig Schlaf und Übergewicht. Nicht alle der bisher veröffentlichten Beobachtungsstudien kommen jedoch zu demselben Ergebnis. In einigen der Untersuchungen konnte auch bei Studienteilnehmern, die regelmässig zu wenig Schlaf bekamen, kein Übergewicht und keine deutliche Gewichtszunahme festgestellt werden. Andere Studien wieder deuten zwar einen solchen Zusammenhang an, gleichzeitig belegen sie allerdings auch bei Langschläfern eine Tendenz zu erhöhtem Körpergewicht.

Eindeutiger scheint der Zusammenhang nur bei Kindern zu sein. Hier zeigte sich anhand der zusammengefassten Studiendaten von insgesamt 30 000 Kindern, dass sich unter denjenigen, die zu wenig schlafen, beinahe doppelt so viele übergewichtige befanden wie unter jenen mit ausreichendem Schlaf.

Die blosse Tatsache, dass Menschen mit Schlafmangel mit grösserer Wahrscheinlichkeit übergewichtig sind oder mehr an Gewicht zunehmen als ausgeschlafene, bedeutet jedoch nicht zwingend, dass das Zuwenig an Schlaf die eigentliche Ursache für das Übergewicht ist. Auch können die Verfasser der bisher durchgeführten Studien nicht ausschliessen, dass das Übergewicht selbst ein Grund für Schlafprobleme ist. So könnten etwa durch Übergewicht verursachte kurze Atemaussetzer beziehungsweise Schnarchen zu unruhigerem Schlaf führen.

Personen, die zu wenig schlafen, haben meist auch allgemein gesehen einen ungesunden Lebensstil, daher könnte die Gewichtszunahme auch andere Ursachen haben. So ist es denkbar, dass ständig übermüdete Menschen weniger Lust auf Bewegung und sportliche Betätigung haben.

Ein anderer Erklärungsansatz könnte sich aus unserem Stoffwechsel ergeben. Schlafmangel stört nämlich den Hormonhaushalt, genauer gesagt das Zusammenspiel zwischen den Hormonen Leptin und Ghrelin, welche für das Hungergefühl verantwortlich sind. Allerdings wurde dieser Effekt nur in kleinen Studien mit wenigen Teilnehmern und nur sehr kurzzeitig beobachtet.

Fazit: Ob Schlafmangel tatsächlich dick macht, lässt sich anhand der bisherigen Studienergebnisse nicht sicher sagen. Es gibt lediglich Hinweise darauf, dass Menschen, die wenig schlafen, möglicherweise eher übergewichtig werden als Menschen mit normaler Schlafdauer.

Wäre Schlafmangel tatsächlich eine direkte Ursache für Übergewicht, könnte dies umgekehrt auch bedeuten, dass sich durch eine Verlängerung der Schlafdauer das Körpergewicht reduzieren liesse. Dieser Frage gehen Wissenschafter gerade im Rahmen einer Langzeitstudie nach.

LITERATURNACHWEIS AUF SEITE 228

Übergewicht
Light-Getränke

Fördern künstlich gesüsste Getränke Übergewicht **?**

Mehrere Studien deuten darauf hin, dass Personen, die häufig Light-Getränke konsumieren, eher übergewichtig sind. Das beweist aber nicht, dass Getränke mit Süssstoff dick machen. Denkbar ist auch, dass es vor allem übergewichtige Personen sind, die mit Light-Getränken (erfolglos) abzunehmen versuchen.

Beweislage unzureichend niedrig mittel hoch

Dass Zucker in grossen Mengen nicht unbedingt schlank hält, ist keine Überraschung. Dass eine Limonade ohne nennenswerte Kalorien dick machen soll, hingegen schon. Manche Wissenschafter argumentieren jedoch, dass Light-Produkte den Appetit erst recht ankurbeln. Ihre These: Der süsse Geschmack der enthaltenen Süssstoffe suggeriert dem Organismus, dass er eine kalorienreiche Zuckerportion zu verarbeiten hat. Um mit dem erwarteten Anstieg des Blutzuckerspiegels fertigzuwerden, schüttet die Bauchspeicheldrüse Insulin aus. Bleibt die Zuckerflut aus, setzt Heisshunger auf Süsses ein – gute Voraussetzungen also für ein paar Kilo mehr auf den Hüften.

Der Beweis, dass Süssstoffe den Blutzucker- und Insulinspiegel beeinflussen, ist jedoch bislang nicht erbracht. Studien dazu zeigen widersprüchliche Ergebnisse. Auch der Einfluss von Süssstoffen auf den Appetit ist ungeklärt. Einzelne Studien deuten zwar an, dass Kinder dazu neigen, eine grössere Mahlzeit zu sich zu nehmen, wenn sie zuvor künstlich gesüsste anstelle von zuckerhaltigen Snacks oder Getränken bekommen hatten. Diese Reaktion tritt jedoch nicht immer ein und wurde nur in Kurzzeitstudien anhand weniger Teilnehmer überprüft. Ob das auch über längere Zeiträume und genauso für Erwachsene gilt, ist nicht gesichert. Mehrere Studien scheinen allerdings die Gewichtszunahme zu bestätigen. Sie zeigen, dass ein deutlicher Zusammenhang zwischen Übergewicht und dem Konsum künstlich gesüsster Getränke besteht. Zumindest neigen Übergewichtige offenbar stärker dazu, Light-Getränke zu konsumieren. Dass es tatsächlich der Griff zur Light-Limo ist, der das Übergewicht fördert, ist damit aber nicht bewiesen. Es könnte auch sein, dass Übergewichtige eher dazu neigen, derartige Produkte zu sich zu nehmen, weil sie Kalorien sparen und Gewicht loswerden wollen. Doch auch für die weitverbreitete Meinung, dass Light-Getränke beim Abnehmen helfen können, fehlen die Beweise.

In einer Studie aus dem Jahr 2012, an der sich 200 stark übergewichtige Frauen beteiligten, widmeten sich Wissenschafter dieser Frage. Rund 100 Teilnehmerinnen verzichteten völlig auf gezuckerte Getränke, nahmen also nur Light-Produkte zu sich; die andere Gruppe hingegen konsumierte ausschliesslich gezuckerte Getränke. Nach sechs Monaten hatte die Light-Gruppe nicht mehr abgenommen als die Zucker-Limo-Gruppe.

Die Ergebnisse der prinzipiell gut durchgeführten Studie haben jedoch einen Haken: Die Zucker-Getränke-Gruppe hatte regelmässig allgemeine Ratschläge zum Abnehmen erhalten, die Light-Getränke-Gruppe hingegen nicht. Somit sind die beiden Gruppen nicht miteinander vergleichbar.

Fazit: Die Frage, ob künstlich gesüsste Limonaden die Entwicklung von Übergewicht fördern, lässt sich nach derzeitigem Wissensstand nicht beantworten. Dazu fehlen nach strengeren wissenschaftlichen Kriterien durchgeführte Studien an einer grossen Anzahl von Teilnehmern. Inwieweit sich Light-Produkte gar zum Abnehmen eigenen, ist gänzlich unerforscht.

LITERATURNACHWEIS AUF SEITE 228

Wundheilung
Honig

Hat Honig eine wundheilende Wirkung **?**

Honig beschleunigt möglicherweise die Heilung von Brandwunden. Schwer heilende (chronische) Beingeschwüre lassen sich durch Honig nicht bessern. Zudem verursacht Honig mehr Nebenwirkungen als andere Therapien.

Beweislage unzureichend **niedrig** mittel hoch

Bienenhonig werden allerlei gesundheitliche Vorteile zugesprochen, darunter auch eine antibakterielle und wundheilende Wirkung. Ob sich die Heildauer von Wunden durch eine Behandlung mit Honig beschleunigen lässt, wurde in zahlreichen wissenschaftlichen Arbeiten untersucht. Zwei dieser Studien hatten an insgesamt knapp 1000 Teilnehmern die Heildauer von leichtgradigen Brandverletzungen untersucht. Ergebnis: Mit Honig kann die Heilung von leichten Brandwunden beschleunigt werden. Wurden andere Behandlungsmethoden angewendet, dauerte es zwischen 13 und 18 Tagen bis zur Heilung. Ein Honigverband konnte die Heilungszeit durchschnittlich um beinahe 5 Tage verkürzen. Eine Empfehlung für den Einsatz von Honig zur Routinebehandlung bei leichtgradigen Verbrennungen wollen Experten allerdings dennoch nicht abgeben: Dazu seien qualitativ bessere Studien notwendig.

Bei der Behandlung von chronischen Wunden ist die Sachlage dagegen eindeutig. Schlecht verheilende Geschwüre an den Beinen sprechen auf eine Honigbehandlung nämlich gar nicht an. In zwei Studien an insgesamt 576 Patienten war es nach zwölf Wochen noch immer zu keiner deutlichen Besserung im Vergleich zur üblichen Behandlung gekommen. Zudem traten bei der Honigtherapie deutlich öfter unerwünschte Nebenwirkungen wie Schmerzen auf. Die Ursache für chronische Beingeschwüre (Mediziner sprechen von einem Ulcus) ist häufig, dass der Rückfluss des Blutes zum Herzen aufgrund einer Venenstörung beeinträchtigt ist. Das Blut staut sich und es kommt zu Gewebeentzündungen. Von einer Behandlung mit Honigpräparaten sollte man in diesem Fall Abstand nehmen.

Um die Wirksamkeit von Honig für andere Wunden beurteilen zu können, fehlen noch aussagekräftige Studien.

Bienenhonig besteht zum Grossteil aus verschiedenen Zuckerarten und Wasser. Das zähflüssige Süssungsmittel enthält jedoch noch viele andere Stoffe, darunter Aminosäuren, Vitamine, Mineralien und Enzyme. Aus Laborexperimenten ist bekannt, dass Honig gegen verschiedene Krankheitserreger im Reagenzglas wirkt. Ein oder mehrere Inhaltsstoffe haben offenbar eine antibakterielle Wirkung. Bakterien im Reagenzglas abzutöten oder eine raschere Wundheilung zu bewirken sind allerdings zwei sehr verschiedene Dinge.

Bei der Wundbehandlung darf nur Honig verwendet werden, der speziell für diese Zwecke produziert wurde. Normaler Honig ist dafür ungeeignet, da die Gefahr einer Infektion mit Keimen besteht.

LITERATURNACHWEIS AUF SEITE 228

Zähne
Ölziehen

Fördert Ölziehen die Zahngesundheit?

Für eine derartige Wirkung gibt es keine aussagekräftigen Hinweise.

Beweislage **unzureichend** niedrig mittel hoch

Ölziehen oder Ölkauen nennt sich eine aus der ayurvedischen Heilkunde stammende Methode, bei der morgens ein Esslöffel Pflanzenöl für zehn bis zwanzig Minuten im Mund bewegt wird. Die Prozedur soll nicht nur die Zahngesundheit fördern, sondern auch bei Kopfschmerzen, Hautproblemen, Rheuma und Arthrose Abhilfe schaffen sowie Blasen- und Nierenleiden bessern. Erreicht werden soll dies dadurch, dass dem Körper über die Mundspülung mit Sesam-, Oliven-, Kokos- oder Sonnenblumenöl schädliche Bakterien und Gifte entzogen werden. Am Ende wird das Öl einfach ausgespuckt.

Ein indisches Forscherteam hat in drei kleinen Studien die Wirkung des Ölziehens mit der einer antibakteriellen Mundspülung verglichen. Jeweils 10 Jugendliche mussten jeden Morgen über 10 bis 14 Tage lang ihren Mund mit Sesamöl oder Chlorhexidin-Lösung spülen. Zusätzlich durften sie sich einmal täglich auf herkömmliche Weise die Zähne putzen. Die Wissenschafter fanden in den Zahnbelägen der mit Chlorhexidin spülenden Teilnehmer weniger kariesverursachende Streptococcus-mutans-Bakterien als bei der Ölzieh-Gruppe. Beide Behandlungen schienen jedoch Zahnfleischentzündungen ähnlich gut beziehungsweise unzureichend lindern zu können. Keinen Unterschied konnten die Forscher in der Stärke des Mundgeruchs ausmachen.

Die Ergebnisse der Studien sind jedoch nur bedingt vertrauenswürdig, da sie allesamt grobe Mängel aufweisen. So machen die Wissenschafter keine Angaben zur Zahngesundheit der Teilnehmer vor der Untersuchung oder dazu, wie oft sich diese die Zähne putzten. Unklar bleibt deshalb, ob die Ölzieh-Gruppe nur deshalb vergleichsweise gut abschnitt, weil sie eine gründlichere Mundhygiene betrieb. Auch der Zeitpunkt der Probenabnahme ist mit «ein bis zwei Stunden nach dem Zähneputzen oder Essen» sehr unpräzise angegeben. Dies ist insofern bedeutend, als sich die Anzahl der Bakterien im Mund im Zeitraum einer Stunde insbesondere nach einer Mahlzeit sprunghaft erhöhen kann. Zudem hätten die Forscher die Probanden der Ölzieh-Gruppe mit Studienteilnehmern vergleichen müssen, die ihren Mund mit einer unwirksamen Placebo-Flüssigkeit spülten.

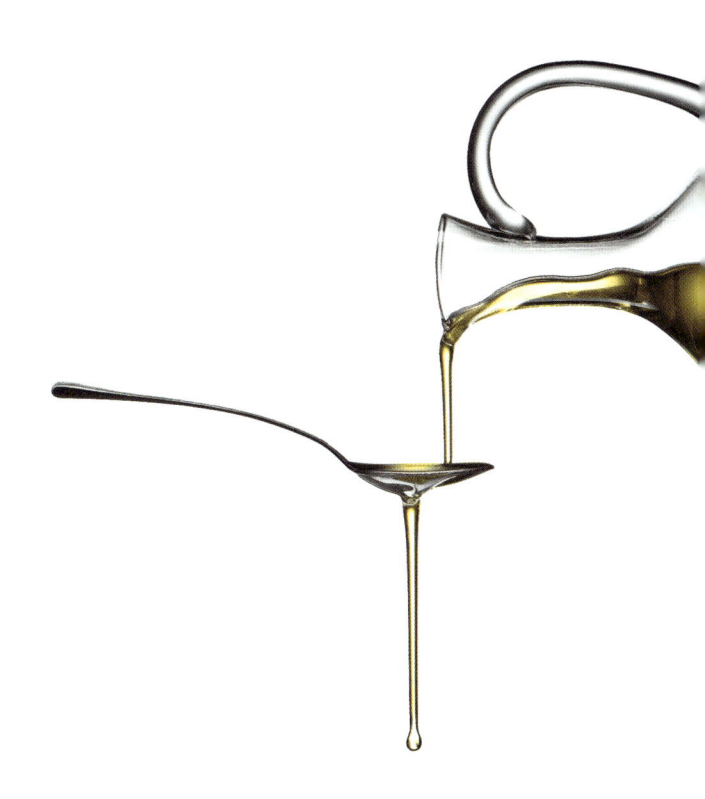

In einer weiteren Studie wurde die Wirkung von Sesamöl auf kariesverursachende Bakterien untersucht. Hier hatten es die Forscher ebenfalls versäumt, die Ergebnisse mit denen einer Kontrollgruppe zu vergleichen. Somit lässt sich nicht sagen, ob dieselbe Wirkung auch ohne Ölziehen zustande gekommen wäre. Zudem ist diese Fragestellung lediglich an 10 Personen untersucht worden. Dies ist eine viel zu geringe Anzahl, um ein aussagekräftiges Resultat erhalten zu können. Ähnliches gilt für eine weitere Studie zur möglichen Wirksamkeit des Ölziehens bei Zahnfleischentzündungen. Die Frage, ob die ölige Mundspülkur auch bei Kopfschmerzen, Hautproblemen, Rheuma, Arthrose oder Blasen- und Nierenleiden helfen kann, wurde bislang nicht wissenschaftlich untersucht. Aussagen dazu sind also reine Mutmassung.

LITERATURNACHWEIS AUF SEITE 229 / BILD: ISTOCK

Anhang

Verlässliche Informationen für Patientinnen und Patienten

ADRESSEN

Patientenberatung

Patientenstellen
Hotline für Nichtmitglieder:
Tel. 0900 104 123
(Fr. 2.20/Minute)
www.patientenstelle.ch

Patientenstelle Zürich
Hofwiesenstrasse 3
Postfach, 8042 Zürich
Tel. 044 361 92 56

Patientenstelle Basel
Hebelstrasse 53
Postfach
4002 Basel
Tel. 061 261 42 41

Patientenstelle Zentralschweiz
St.-Karli-Quai 12
6000 Luzern 5
Tel. 041 410 10 14

Patientenstelle Ostschweiz
Zürcherstrasse 138
8500 Frauenfeld
Tel. 052 721 52 92

Patientenstelle Aargau Solothurn
Bahnhofstrasse 18
Postfach 3534, 5001 Aarau
Tel. 062 823 11 66

SPO Patientenschutz
Beratungsnummer
für Nichtmitglieder:

Tel. 0900 567 047
Mo bis Fr von 9–16 Uhr
(Fr. 2.90/Minute)
www.spo.ch

SPO Zürich
Häringstrasse 20, 8001 Zürich
Tel. 044 252 54 22

SPO Bern
Eigerplatz 12
Postfach, 3000 Bern 14
Tel. 031 372 13 11

SPO Olten
Im Spitalpark, Fährweg 8
4600 Olten
Tel. 062 212 55 89

SPO St. Gallen
Rosenbergstrasse 72
9000 St. Gallen
Tel. 071 278 42 40

OSP Bellinzona
casella postale 1077
6501 Bellinzona
Tel. 091 826 11 28

Selbsthilfe

Selbsthilfe Schweiz
Laufenstrasse 12
4053 Basel
Tel. 061 333 86 01
info@selbsthilfeschweiz.ch
www.selbsthilfeschweiz.ch

Ernährung

Schweizerische Gesellschaft für
Ernährung SGE
Schwarztorstrasse 87
Postfach 8333
3001 Bern
Tel. 031 385 00 00
Fax 031 385 00 05
info@sge-ssn.ch
www.sge-ssn.ch
Informationsdienst
für Ernährungsfragen
Nutrinfo: Tel. 031 385 00 08,
Mo bis Fr von 8.30–12 Uhr

Medikamente

Schweizerische Medikamenten-
Informationsstelle SMI
Postfach 442
4007 Basel
Tel. 0900 573 554
(1.49 Fr./Minute ab Festnetz),
Mo bis Fr von 8–12 Uhr
www.medi-info.ch

Krebs

Krebsliga Schweiz
Effingerstrasse 40
Postfach 8219
3001 Bern
www.swisscancer.ch
Kostenloser telefonischer Informationsdienst, Tel. 0800 11 88 11

Frauen, Schwangerschaft

Appella Telefon- und Online
Beratung
Postfach
8026 Zürich
Tel. 044 273 06 60
Beratungstelefon für
Verhütung, Schwangerschaft,
Kinderlosigkeit und Wechseljahre
Mo 10–12 Uhr, Do 10–12 Uhr
www.appella.ch

Vergiftungen

Tox Info Suisse
Freiestrasse 16
8032 Zürich
www.toxinfo.ch
Tel. 044 251 66 66
Im Notfall: Tel. 145

NÜTZLICHE INTERNETSITES

Allgemein

www.dr-walser.ch
Tipps und Infos vom
Gesundheitstipp-Hausarzt
Thomas Walser.

www.medix.ch/wissen/
gesundheitsdossier.html
Dossiers mit geprüften Informationen zu verschiedenen Krankheiten.

www.infomed.ch
Aktuelle Nachrichten zu Medikamenten und Therapien, von unabhängigen Fachleuten kommentiert. Einige Beiträge sind kostenpflichtig.

www.evimed.ch
Wissenschafter der Universität Zürich fassen neue Studien zusammen und kommentieren sie.

www.medical-board.ch
Ein Schweizer Fachgreminum beurteilt den Nutzen von einigen Therapien.

www.gesundheitsinformation.de
Unabhängige Informationen über den Nutzen von Therapien und Medikamenten.

www.igel-monitor.de
Der Medizinische Dienst des Spitzenverbandes Bund der Krankenkassen beurteilt den Nutzen ausgewählter Behandlungen.

www.cochrane.org
Wissenschaftliche Beurteilung von verschiedenen Therapien und Medikamenten (englisch).

Ernährung

www.food-detektiv.de
Kritische Informationen zur Ernährung. Von einem Fachjournalisten.

www.mayoclinic.org/drugs-supplements
Beurteilung des Nutzens von Vitaminpräparaten und Naturheilmitteln (englisch).

Naturheilkunde

www.heilpflanzen-info.ch
Beurteilung des Nutzens von Naturheilmitteln und verschiedenen Heilpflanzen.

Medikamente

www.pharmawiki.ch
Informationen zu Medikamenten.

www.kompendium.ch
Patienten- und Fachinformationen zu Medikamenten, die in der Schweiz zugelassen sind.

www.swissmedicinfo.ch
Packungsbeilagen zu allen Medikamenten, die in der Schweiz zugelassen sind.

Diverses

www.impfo.ch
Unabhängige Informationen zum Impfen.

www.krebsinformation.de
Informationen rund um die Krankheit Krebs.

Quellenangaben

Hinweise auf Studien, auf die sich die Autorinnen und Autoren für die Texte und die Einschätzungen stützen:

Abnehmen/Cryolipolysem
Shek et al. (2012) Lasers Surg Med 44(2): 125-30
Dierickx et al. (2013) Dermatol Surg 39(8): 1209-16
Ferraro et al. (2012) Aesthetic Plast Surg 36(3): 666-79
Coleman et al. (2009) Aesthetic Plast Surg 33(4): 482-8 (finanziert von Zeltiq Aesthetics, einem Hersteller von Cryolipolysegeräten)
Klein et al. (2009) Lasers Surg Med 41(10): 785-90 (finanziert von Zeltiq Aesthetics, einem Hersteller von Cryolipolysegeräten; mehrere Autoren erhielten finanzielle Zuwendungen von Zeltiq Aesthetics oder sind Angestellte der Firma)

Abnehmen/Exadipin
Jayawardena et al. (2005) J Ethnopharmacol 97(2): 215-8
Sneve et al. (2008) Eur J Endocrinol 159(6): 675-84
Li et al. (2006) Life Sci 82 (21-22): 1045-9
Ghavami et al. (2001) J Org Chem 66(7): 2312-7

Abnehmen/hCG-Hormon
Lijesen et al. (1995) Br J Clin Pharmacol 40(3): 237-243

ADHS/Omega-3-/6-Fettsäuren
Gillies et al. (2012) Cochrane Database Syst Rev 7: CD007986
Karr et al. (2011) Nutr Neurosci 14(5): 216-25 (Review)

Alzheimer/Aluminium
Ferreira et al. (2008) Rev Lat Am Enfermagem 16(1): 151-7
Santibanez et al. (2007) Occup Environ Med 64(11): 723-32 (Epub May 24, 2007)
Rondeau et al. (2000) Am J Epidemiol 1; 152(1): 59-66
Gillette-Guyonnet et al. (2005) Am J Clin Nutr 81(4): 897-902
Perl et al. (1980) Science 18; 208(4441): 297-9

Alzheimer/Kaffee
Eskelinen et al. (2009) J Alzheimers Dis 16(1): 85-91
Ferri et al. (2005) Lancet 366(9503): 2112-2117
Santos et al. (2010) J Alzheimers Dis 20 (Suppl 1): S187-204

Alzheimer/Kupfer
Da Silva et al. (2013) Alzheimers Dement Oct 18, 2013 pii: S1552-5260(13)02464-3 (einige der Autoren sind Angestellte von Danone, Nutricia Advanced Medical Nutrition))
Squitti et al. (2013) Am J Neurodeg Dis 2(2): 46-56 (Die Erstautorin, von der zahlreiche wei-

tere Studien zum Thema stammen, erhält Gelder von Canox4drug)
Squitti et al. (2014a) Ann Neurol 75(4): 574-80 (DOI: 10.1002/ana.24136) (Die Erstautorin, von der auch zahlreiche weitere Studien zum Thema stammen, erhält Gelder von Canox4drug)
Squitti et al. (2014b) J Alzheimers Dis 38(4): 809-22 (Die Erstautorin, von der auch zahlreiche weitere Studien zum Thema stammen, erhält Gelder von Canox4drug)
Sampson et al. (2014) Cochrane Database Syst Rev 2: CD005380
Loef et al. (2012) Br J Nutr 107(1): 7-19

Alzheimer/ Nahrungsergänzungsmittel
Scheltens et al. (2010) Alzheimers Dement 6(1): 1-10.e1 (Studie vom Hersteller des Nahrungsergänzungsmittels finanziert)
Scheltens et al. (2012) J Alzheimers Dis 31(1): 225-36 (Studie vom Hersteller des Nahrungsergänzungsmittels finanziert)
Shah et al. (2013) Alzheimers Res Ther 5(6): 59 (Studie vom Hersteller des Nahrungsergänzungsmittels finanziert)
Butler et al. (2012) Clin Evid (Online) 2012 pii: 1001
Sydenham et al. (2012) Cochrane Database Syst Rev 6: CD005379
Ritchie et al. (2014) J Nutr Health Aging 18(3): 291-9

Antiaging/Coenzym Q10
Udompataikul et al. (2009) Int J Cosmet Sci 31(6): 427-35
Inui et al. (2008) Biofactors 32(1-4): 237-43
Ho et al. (2009) Cochrane Database Syst Rev 4: CD007435 (DOI: 10.1002/14651858. CD007435.pub2)

Antiaging/Vitamin E
Miller et al. (2005) Ann Intern Med 142(1): 37-46 (Zuschüsse der Pharmafirma Roche)
Bjelakovic et al. (2012) Cochrane Database Syst Rev 3: CD007176 (DOI: 10.1002/14651858. CD007176.pub2)
Deutsches Bundesinstitut für Risikobewertung (2004)

Arthrose/Gelenkkapseln
Towheed et al. (2008) Cochrane Database Syst Rev 2005/2: CD002946
Wandel et al. (2010) BMJ 341: c4675
Wandel et al. (2010) Osteoarthritis Cartilage 20(8): 809-21
Schauss et al. (2012) J Agric Food Chem 60(16): 4096-101 (Studie finanziert durch den Hersteller des Präparates)

Asthma/Luftionen
Blackhall et al. (2012) Cochrane Database Syst Rev 9: CD002986
Hutter et al. (2011) Inst. für Umwelthygiene, Med. Univ. Wien

Asthma/Wasserfall
Massimo et al. (2014) Sleep Breath 18(1): 195-206
Gaisberger et al. (2012) J Asthma 49(8): 830-8 (Die Paracelsus Medizinische Privatuniversität [PMU] Salzburg ist medizinisch-wissenschaftlicher Partner des Vereins Hohe Tauern Health e.V., die Finanzierung der Studie erfolgte allerdings ausschliesslich aus Mitteln der Österreichischen Forschungsförderungsgesellschaft FFG.)
Blackhall et al. (2010) Cochrane Database Syst Rev 2: CD002986

Bluthochdruck/Knoblauch
Stabler (2012) Cochrane Database Syst Rev 8: CD007653
Rieder A (2004) J Hum Hypertens 18(8): 535-7
Garlic (Allium sativum): Natural drug information

Bluthochdruck/Salz
Taylor et al. (2011) Cochrane Database Syst Rev 7: CD009217
Aburto et al. (2013) BMJ 346: f1326
Li et al. (2012) CNS Neurosci Ther 18(8): 691-701
Strazzullo et al. (2009) BMJ 339: b4567
He et al. (2013) Cochrane Database Syst Rev 4: CD004937
Joint WHO/FAO expert consultation on diet, nutrition and the prevention of chronic diseases (2003) Geneva

Institut für Qualität und Wirtschaftlichkeit im Gesundheitswesen (2012) Bluthochdruck: Hilft es, weniger Kochsalz zu sich zu nehmen?

Brustkrebs/Deos
Sappino (2012) J Appl Toxicol (DOI: 10.1002/jat.1793)
Mirick (2002) J Natl Cancer Inst 94(20): 1578-80
McGrath (2003) Eur J Cancer Prev 12(6): 479-485
Harvey (2003) J Appl Toxicol 23(5): 285-8
Verwendung von Parabenen in kosmetischen Mitteln (2011) Stellungnahme Nr. 009/2011 des BfR vom 28. Januar 2011

Cellulite/Verschiedene Mittel
Turati et al. (2014) J Eur Acad Dermatol Venereol 28(1): 1-15
Wanner et al. (2008) J Drugs Dermatol 7(4): 341-5 (Review)

Cholesterin/Eier
Shin et al. (2013) Am J Clin Nutr 98(1): 146-59
Rong et al. (2013) BMJ 346: e8539
Hooper et al. (2012) Cochrane Database Syst Rev 5: CD002137
Institut für Qualität und Wirtschaftlichkeit im Gesundheitswesen – IQWiG (2013) Allgemeine Massnahmen zur Senkung des Cholesterinspiegels. Gesundheitsinformation.de (http://www.gesundheitsinfor

mation.de/allgemeine-massnahmen-zur-senkung-des-cholesterinspiegels.1129.de.html)

Cholesterin/Zimt
Leach et al. (2012) Cochrane Database Syst Rev 9: CD007170
Allen et al. (2013) Ann Fam Med 11(5): 452-9
Ulbricht et al. (2011) J Diet Suppl 8(4): 378-454
Abraham et al. (2010) Mol Nutr Food Res 54(2): 228-39
Bundesinstitut für Risikobewertung – BfR (2012) Stellungnahme Nr. 036/2012, 27. Sept. 2012

Darmkrebs/Koloskopie
Holme et al. (2013) Cochrane Database Syst Rev 9: CD009259
Elmunzer et al. (2012) PLoS Med 9(12): e1001352
Neugut et al. (2010) JAMA 304(4): 461-2
Brenner et al. (2011) Ann Intern Med 154(1): 22-30

Demenz/Eier
Poly et al. (2011) Am J Clin Nutr 94(6): 1584-91
Higgins et al. (2000) Cochrane Database Syst Rev 4: CD001015
Mohs et al. (1980) Neurobiol Aging 1(1): 21-5
Davis et al. (1980) Arch Neurol 37(1): 49-52
Buchman et al. (2001) JPEN J Parenter Enteral Nutr 25(1): 30-5
Fioravanti et al. (2010) Cochrane Database Syst Rev 2005/2: CD000269
Patterson et al. (2008) USDA Database for the Choline Content of Common Foods: Release Two. US Department of Agriculture, MD, USA

Depressionen/Lichttherapie
Golden et al. (2005) Am J Psychiatry 162(4): 656-662
Flory et al. (2010) Psychiatry Res 177(1-2): 101-108
Thaler et al. (2011) Cochrane Database Syst Rev 12: CD008591
DynaMed (December 21, 2011) EBSCO Publishing, Ipswich, MA
Spindelegger et al. (2011) World J Biol Psychiatry Nov 23

Depressionen/Probiotische Joghurts
Tillisch et al. (2013) Gastroenterology 144(7): 1394-1401.e4 (Studie finanziert durch Danone, Hersteller probiotischer Produkte)
Benton et al. (2007) Eur J Clin Nutr 61(3): 355-61 (Epub December 6, 2006; Studie finanziert durch Yakult, Hersteller probiotischer Produkte)
Messaoudi et al. (2011) Br J Nutr 105(5): 755-64 (Studie finanziert durch Rosell-Lallemand Group, Hersteller probiotischer Produkte)
Hao et al. (2011) Cochrane Database Syst Rev 9: CD006895

Allen et al. (2010) Cochrane Database Syst Rev 11: CD003048
Bernaola et al. (2010) Cochrane Database Syst Rev 11: CD007401

Depressionen/Sport
Conney et al. (2013) Cochrane Database Syst Rev 9: CD004366 (DOI: 10.1002/14651858.CD004366.pub6)
Ciprani et al. (2011) Clin Evidence 05: 1003
Butler et al. (2007) Clin Evidence 08: 1016
Institut für Qualität und Wirtschaftlichkeit im Gesundheitswesen – IQWiG (2013) Merkblatt Depression
Robert-Koch-Institut (2010) Depressive Erkrankungen 51
Institut für Qualität und Wirtschaftlichkeit im Gesundheitswesen – IQWiG (2013) Depressionen: Helfen Sport und Bewegung?

Diabetes/Süssstoff
Fagherazzi et al. (2013) Am J Clin Nutr Jan 30, 2013
de Koning et al. (2011) Am J Clin Nutr 93(6): 1321-7
Schulze et al. (2004) JAMA 292(8): 927-34
Nettleton et al. (2009) Diabetes Care 32(4): 688-94
Lutsey et al. (2008) Circulation 117(6): 754-61
Dhingra et al. (2007) Circulation 116(5): 480-8 (Epub July 23, 2007. Erratum in: Circulation 116(23): e557)

Diabetes/Zucker
Malik et al. (2010) Diabetes Care 33(11): 2477-83
Sonestedt et al. (2012) Food Nutr Res 56
Hauner et al. (2012) Ann Nutr Metab 60 (Suppl 1):1-58
Statistik Austria (2008) Chronische Krankheiten und Gesundheitsprobleme 2006/07

Durchfall/Probiotika
Allen et al. (2013) Lancet Aug 7, 2013
Johnston et al. (2011) Cochrane Database Syst Rev 11: CD004827 (DOI: 10.1002/14651858.CD004827.pub3)
Goldenberg et al. (2013) Cochrane Database Syst Rev 5: CD006095
Allen et al. (2010) Cochrane Database Syst Rev 11: CD003048
Aponte et al. (2010) Cochrane Database Syst Rev 8: CD007401
Institut für Qualität und Wirtschaftlichkeit im Gesundheitswesen (IQWiG) (2014) Können Probiotika bei Durchfall helfen?

Erkältung/Echinacea
Linde et al. (2009) Cochrane Database Syst Rev 2006/1: CD000530
Karsch-Völk et al. (2014) Cochrane Database Syst Rev 2: CD000530
Borchers et al. (2000) Am J Clin Nutr 72(2): 339-47

Erkältung/Pelargonien-Extrakt
Agbabiaka et al. (2008) Phytomedicine 15(5): 378-385
Timmer et al. (2013) Cochrane Database Syst Rev 10: CD006323

Erkältung/Vitamin C
Hemilä et al. (2013) Cochrane Database Syst Rev 1: CD000980
Committee on the Scientific Evaluation of Dietary Reference Intakes of the Food and Nutrition Board, Institute of Medicine, National Academy of Sciences (2000) Dietary reference intakes for Vitamin C, Vitamin E, selenium, and carotenoids. National Academy Press, Washington, DC

Gastritis/Broccoli
Galan et al. (2004) Dig Dis Sci 49(7-8): 1088-90
Yanaka et al. (2009) Cancer Prev Res (Phila) 2(4): 353-60

Gebärmutterhalskrebs HPV-Impfung
Brotherton et al. (2011) Lancet 377(9783): 2085-2092
Lu et al. (2011) BMC Infect Dis 11: 13
Zechmeister et al. (2009) Vaccine 27(37): 5133-41

Gelenk- und Muskelverletzungen/ Kinesio-Tape
Williams et al. (2012) Sports Med 42(2): 153-64
Bassett et al. (2010) NZ J Physiother 38(2): 56-62
Mostafavifar et al. (2012) Phys Sportsmed 40(4): 33-40

Generika/Wirksamkeit
Kesselheim et al. (2010) Drugs 70(5): 605-621
Talati et al. (2012) Pharmacotherapy 32(4): 314-22
Kesselheim et al. (2008) JAMA 300(21): 2514-2526 (Übersichtsarbeit in voller Länge: http://www.ncbi.nlm.nih.gov/pmc/articles/PMC2713758)

Gesundheit/Amalgam
Bates et al. (2004A) Int J Epidemiol 33(4): 894-902
Brownawell et al. (2005) Toxicol Rev 24(1): 1-10
Dodes (2001) J Am Dent Assoc 132(3): 348-56
Issa et al. (2004) Oral Surg Oral Med Oral Pathol Oral Radiol Endod 98 (5): 553-65
Rasines (2008) Evid Based Dent 9(1): 25-7
Rathore (2012) Toxicol Int 19(2): 81-8
Roberts et al. (2009) Oper Dent 34(5): 605-14
Schedle et al. (2007) Clin Oral Implants Res 18 (Suppl 3): 232-56
Bates (2004B) Int J Hyg Environ Health 209(4): 309-16
Homme et al. (2014) Biometals 27(1): 19-24

Gesundheit/Bio
Smith-Spangler et al. (2012) Ann Intern Med 157(5): 348-66
Hoefkens et al. (2010) Food Chem Toxicol 48(11): 3058-66
Baránski et al. (2014) Br J Nutr 112: 794-811

Gesundheit/Energiesparlampen
Nance et al. (2012) Regul Toxicol Pharmacol 62(3): 542-52
Salthammer et al. (2012) Indoor Air 22(4): 289-98

Gesundheit/Fluorid
Griffin et al. (2007) J Dent Res 86(5): 410-5
Marinho et al. (2003) Cochrane Database Syst Rev 1: CD002278
McDonagh et al. (2000) BMJ 321(7265): 855-9
Santos et al. (2012) Commun Dent Oral Epidemiol Aug 10, 2012
Santos et al. (2013) Caries Res 47(5): 382-90
Walsh et al. (2010) Cochrane Database Syst Rev 1: CD007868
Whiting et al. (2001) BMC Public Health 1: 6
Wong et al. (2010) Cochrane Database Syst Rev 1: CD007693
Wright et al. (2010) J Am Dent Assoc 145(2): 182-9

Gesundheit/Genmais
Séralini et al. (2012) Food Chem Toxicol pii: S0278-6915(12)00563-7 (Zwei Autoren sind leitende Mitglieder der Gentechnik-kritischen Non-Profit-Organisation CRIIGEN [Committee for Research & Independent Information on Genetic Engineering], ausserdem Unterstützung durch die Gentechnik-kritische Non-Profit Organisation «Sustainable Food Trust»)
Snell et al. (2012) Food Chem Toxicol 50(3-4): 1134-48
Domingo et al. (2011) Environ Int 37(4): 734-42
Séralini et al. (2007) Arch Environ Contam Toxicol 52(4): 596-602
Hammond et al. (2006) Food Chem Toxicol 44(2):147-60 (Finanzierung durch den Genmaishersteller Monsanto)
Doull et al. (2007) Food Chem Toxicol 45(11): 2073-85 (Epub Aug 30, 2007) (finanzielle und technische Unterstützung durch Monsanto)
Kaspareit et al. (1999) Exp Toxicol Pathol 51(1): 105-7

Gesundheit/Kaiserschnitt
Bager et al. (2008) Clin Exp Allerg 38(4): 634-42
Cardwell et al. (2008) Diabetologia 51(5): 726-35
Darmasseelane et al. (2014) PLoS One 9(2): e87896
Li et al. (2013) Int J Obes (Lond) 37(7): 893-9
Thavagnanam et al. (2008) Clin Exp Allerg 38(4): 629-33
Hyde et al. (2012) Early Hum Dev 88(12): 943-9

Hyde et al. (2012) Biol Rev Camb Phil Soc 87(1): 229-43
Lavender et al. (2012) Cochrane Database Syst Rev 3: CD004660
Statistik Austria (2012) Jahrbuch der Gesundheitsstatistik

Gesundheit/Kosmetika
Witorsch et al. (2010) Crit Rev Toxicol 40 (Suppl 3): 1-30
Bundesinstitut für Risikobewertung (2011) Verwendung von Parabenen in kosmetischen Mitteln
WHO (2012) State of the Science of Endocrine Disrupting Chemicals
EU Scientific Committee on Consumer Safety (2010)

Gesundheit/Lippenstift
Liu (2013) Environ Health Perspect 121(6): 705-10
Piccinini (2013) Z Pharm Biomed Anal 76: 225-33
Al-Saleh (2011) Toxicol Environ Chem 93(6): 1149-1165

Gesundheit/Mangostanfrucht
Udani et al. (2009) Nutrition J 8: 48
Tang et al. (2009) J Med Food 12(4): 755-763

Gesundheit/Mikrowelle
Vallejo et al. (2002) Eur Food Res Technol 215(4): 310-316
Begum et al. (2000) J Food Quality 24: 1–15

Jiménez-Monreal et al. (2009) J Food Sci 74(3): H97-H103
Song (2007) Food Chem Toxicol 45(2): 216-24
Villanueva et al. (2000) Food Chem 71(4): 417–421
Faller et al. (2009) Food Res Int 42: 210–215
Ferrarini et al. (2011) Br J Nutr 17: 1-9
Galgano (2007) J Food Sci 72(2): S130-5
Natella et al. (2010) J Food Biochem 34: 796–810
Yuan et al. (2009) J Zhejiang Univ Sci B 10(8): 580-8
Pellegrini et al. (2010) J Agric Food Chem 58(7): 4310-21 (Zusammenfassung der Studie)
Rungapamestry et al. (2006) J Agric Food Chem 54(20): 7628-34
Wang et al. (2012) J Agric Food Chem May 15, 2012
Cross et al. (1982) Crit Rev Food Sci Nutr 16(4): 355-81
Jonker et al. (1995) Food Chem Toxicol 33(4): 245-56

Gesundheit/Muttermilch
Colen et al. (2014) Social Sci Med 109: 55-65
Horta et al. (2013) WHO World Health Organisation
Walfisch et al. (2013) BMJ 3(8): e003259
Kramer et al. (2012) Cochrane Database Syst Rev 8: CD003517
Bundesministerium für Gesundheit, Familie und Jugend (2006) Säuglingsernährung heute

Gesundheit/Nanosilber
Hadrup et al. (2013) Regul Toxicol Pharmacol Nov 11, 2013 (DOI: pii: S0273-2300[13]00186-4. 10.1016/j.yrtph.2013.11.002)
Storm-Versloot et al. (2010) Cochrane Database Syst Rev 3: CD006478
Damiani et al. (2011) Minerva Pediatr 63(5): 347-54

Gesundheit/Rauchen
Pirie et al. (2012) Lancet Oct 26
Vollset et al. (2006) Ann Intern Med 144(6): 381-9
Doll et al. (2004) BMJ 328(7455): 1519
Gellert et al. (2012) Arch Intern Med 172(11): 837-44
He et al. (2014) Am J Epidemiol 179(9): 1060-70

Gesundheit/Rotwein
Brien et al. (2011) BMJ 342: d636
Ronksley et al. (2011) BMJ 342: d671
Costanzo et al. (2011) Eur J Epidemiol 26(11): 833-50 (mitfinanziert durch die Firmen Cervisia Consulenze Srl und Istituto Nazionale Per La Comunicazione Srl)
Roerecke et al. (2012) Addiction 107(7): 1246-60
Fillmore et al. (2006) Addiction Res Theory 14: 101-132

Gesundheit/Schüssler-Salze
Goldner C (2010) Die heilsamen Zwölf. Süddeutsche Zeitung, 11. Mai 2010
Ernst E (2010) Schüssler-Salze – teuer, aber wertlos? Stern.de, 8. Oktober 2010

Gesundheit/Veganismus
Smith (2006) Int J Nurs Pract 12(5): 302-6
Ho-Pha m et al. (2009) Am J Clin Nutr 90(4): 943-50 (DOI: 10.3945/ajcn.2009.27521; Epub July 1, 2009)
Pawlak et al. (2013) Nutr Rev 71(2): 110-7 (DOI: 10.1111/nure.12001; Epub January 2, 2013)
McEvoy et al. (2012) Public Health Nutr 15(12): 2287-94 (DOI: 10.1017/ S1368980012000936; Epub April 3, 2012)
Craig et al. (2009) J Am Diet Assoc 109(7): 1266-82

Gesundheit/Vorsorgeuntersuchung
Krogsbøll (2012) Cochrane Database Syst Rev 10: CD009009
Hauptverband der österreichischen Sozialversicherungsträger (2014) Vorsorgeuntersuchung

Grippe/Impfung
Osterholm et al. (2011) Lancet Infect Dis October 25, 2011

Demicheli et al. (2014) Cochrane Database Syst Rev 3: CD001269
Jefferson et al. (2012) Cochrane Database Syst Rev 8: CD004879
Jefferson et al. (2010b) Cochrane Database Syst Rev 2: CD004876ww

Herzinfarkt/Feinstaub
Beelen et al. (2013) Lancet pii: S0140-6736(13)62158-3
Cesaroni et al. (2014) BMJ 348: f7412 (DOI: 10.1136/bmj.f7412)
Mustafic et al. (2013) JAMA 307(7): 713-21
Atkinson (2013) Epidemiology 24(1): 44-53
Burns et al. (2014) Cochrane Database Syst Rev 1: CD010919
Henschel et al. (2014) Int J Public Health 57(5): 757-68
Lim et al. (2012) Lancet 380(9859): 2224-60 (DOI: 10.1016/S0140-6736(12)61766-8)
Martinelli et al. (2013) Eur J Intern Med 24(4): 295-302

Herzinfarkt/Olivenöl
Keys et al. (1986) Am J Epidemiol 124(6): 903-15
Bendinelli et al. (2011) Am J Clin Nutr 93(2): 275-83 (Epub Dec 22, 2010)
Buckland et al. (2012) Am J Clin Nutr May 30, 2012
Fernandez-Jarne et al. (2002) Int J Epidemiol 31(2): 474-80
Kontogianni et al. (2007) Clin Cardiol 30: 125–129
Barzi et al. (2003) Eur J Clin Nutr 57(4): 604-611
Trichopoulou et al. (2003) N Engl J Med 348(26): 2599-608
Bertuzzi et al. (2002) Int J Epidemiol 31(6): 1274-7 (author reply 1276-7)
Tzonou et al. (1993) Epidemiology 4(6): 511-6 (Zusammenfassung der Studie)
Rose et al. (1965) Br Med J 1(5449): 1531-3
Estruch et al. (2013) N Engl J Med 368(14): 1279-90
Menotti et al. (1993) Eur J Epidemiol 9(5): 527-36

Herz-Kreislauf-Erkrankungen/ Mediterrane Ernährung
Estruch et al. (2013) N Engl J Med 368(14): 1279-90
Mente et al. (2009) Arch Intern Med 169(7): 659-69
Sofi et al. (2008) BMJ 337: a1344
Sofi et al. (2010) Am J Clin Nutr 92(5): 1189-96
Rees et al. (2013) Cochrane Database Syst Rev 8: CD009825

Herz-Kreislauf-Erkrankungen/ Omega-3-Fettsäuren
Rizos et al. (2012) JAMA 308(10): 1024-1033
Kotwal et al. (2012) Circ Cardiovasc Qual Outcomes 5(6): 808-18
Kwak et al. (2013) Arch Intern Med 172: E1-E9

Trikalinos et al. (2012) Agency for Healthcare Research and Quality
Delgado-Lista et al. (2012) Br J Nutr 107 (Suppl 2): S201-13
Chowdhury et al. (2013) BMJ 345: e6698 (Finanzierung unter anderem durch Pfizer Nutrition)
Zheng et al. (2011) Public Health Nutr 15(4): 725-37
Li et al. (2013) Chin Med J (Engl) 126(5): 942-948
Wen et al. (2014) Nutr Metab Cardiovasc Dis 24(5): 470-5

Herzprobleme/Energydrinks
Burrows et al. (2013) Nutr Rev 71(3): 135-48 (Studie finanziert durch industrienahe Vereinigung International Life Sciences Institute)
Bundesinstitut für Risikobewertung (2008) bfr.bund.de, S 1-20 (abgerufen am 21. Juli 2008)
Clauson et al. (2008) J Am Pharm Assoc (2003) 48(3): e55-63; quiz e64-7

Heuschnupfen/Akupunktur
Brinkhaus et al. (2013) Ann Intern Med 19; 158(4): 225-34 (Geld für Vorträge und Workshops aus dem Bereich der Akupunktur)
Lee et al. (2009) Ann Allerg Asthma Immunol 102(4): 269-79 (Unterstützung durch Korea Institute of Oriental Medicine für zwei Autoren)
Roberts et al. (2008) BMC Complement Altern Med 8: 13

Croft et al. (2012) Cochrane Database Syst Rev 4: CD009238
Lee et al. (2012) Cochrane Database Syst Rev 9: CD009291

Hirnentzündung und Masern/Impfung
Schönberger et al. (2013) PLoS One 8(7): e68909
Campbell et al. (2007) Int J Epidemiol 36(6): 1334-48 (Epub November 23, 2007)
Demicheli et al. (2012) Cochrane Database Syst Rev 2: CD004407.1
Bundesministerium für Gesundheit (2013) Impfplan 2013
European Medicines Agency (2011) ProQuad – Annex I. Summary of Product Characteristics

Husten/Thymian
Basch et al. (2004) J Herb Pharmacother 4(1): 49-67
Coon et al. (2004) J Hepatol 40(3): 491-500
Kemmerich et al. (2006) Arzneimittelforschung 56(9): 652-60 (die Studie wurde vom Hersteller des Präparates finanziert)
Grünwald et al. (2005) Arzneimittelforschung 55(11): 669-76

Infektionskrankheiten/Impfung
Tozzi et al. (2007) Human Vaccines 3 (6): 252-259
Weisser et al. (2009) Bundesgesundheitsblatt 2009. Bundesinstitut für Sera und Impfstoffe, Paul-Ehrlich-Institut, Langen

Kindstod, plötzlicher/ Stillen als Prävention
Hauck et al. (2011) Pediatrics 128(1) (DOI: 10.1542/peds.2010-3000) (Studie im Volltext)
Hauck et al. (2005) Pediatrics 116(5): e716-723 (Studie im Volltext)
Gilbert et al. (2005) Int J Epidemiol 34(4): 874-887 (Studie im Volltext)
Mitchell et al. (2006) Rev Environ Health 21(2): 81-103 (Zusammenfassung der Studie)
Vennemann et al. (2007) Vaccine 25(26): 4875-4879 (Zusammenfassung der Studie)

Knieschmerzen/Arthroskopie
IQWiG – Institut für Qualität und Wirtschaftlichkeit im Gesundheitswesen (2014) Arthroskopie des Kniegelenks bei Gonarthrose. Abschlussbericht
Ärzteinformationszentrum (2014) Gibt es Evidenz dafür, dass arthroskopische Eingriffe im Vergleich zu keiner Behandlung oder einer nicht-chirurgischen Therapie effektiver sind, um Endpunkte zu verbessern, die für PatientInnen mit Kniegelenksarthrose von Bedeutung sind? EBMinfo.at, 7/2014

Kopfweh/Trinken
Spigt et al. (2011) Fam Pract 29(4): 370-5
Spigt et al. (2005) Eur J Neurol 12(9): 715-8
Institute of Medicine, Panel on Dietary Reference Intakes for Electrolytes and Water (2004) Dietary reference intakes for water, potassium, sodium, chloride, and sulfate. National Academics Press, Washington, DC (http://iom.edu/Reports/2004/Dietary-Reference-Intakes-Water-Potassium-Sodium-Chloride-and-Sulfate.aspx)

Krampfadern/Superkleber
Almeida et al. (2013) J Vasc Surg: Ven Lymph Disord 1(2): 174–180 (Finanzierung der Studie durch die Firma Sapheon Inc)
Proebstle et al. (2013) J Vasc Surg: Ven Lymph Disord 1: 101 (Finanzierung der Studie durch die Firma Sapheon Inc)
Tisi et al. (2011) Clin Evid (online January 5, 2011)
Nesbitt et al. (2011) Cochrane Database Syst Rev 10: CD005624
ClinicalTrials.gov (2013) http://clinicaltrials.gov/ct2/show/NCT01807585

Krebs/Apigenin
Weng et al. (2012) Cancer Metastasis Rev 31(1-2): 323-51
Lefort et al. (2013) Mol Nutr Food Res 57(1): 126-44
Wang et al. (2009) Am J Clin Nutr 89(3): 905-12
Czyz (2005) Int J Cancer 114(1): 12-8
Ruela-de-Sousa (2010) Cell Death Dis 1: e19 (Studie wurde finanziell von der FAPESP [Sao

Paulo Research Foundation] unterstützt)
Gates et al. (2009) Int J Cancer 124(8): 1918-25
Hoensch et al. (2008) World J Gastroenterol 14(14): 2187-93
Hübner (2012) Komplementäre Onkologie – supportive Massnahmen und evidenzbasierte Empfehlungen, 2. Aufl. Schattauer, Stuttgart
Seo et al. (2006) Breast Cancer Res Treat 99(2): 121-34

Krebs/Aspirin
Mills et al. (2012) Am J Med 125(6): 560-7
Cook et al. (2013) Ann Intern Med 159(2): 77-85
US Preventive Services Task Force (2009) Ann Intern Med 150(6): 396-404

Krebs/Betacarotin
Druesne-Pecollo et al. (2010) Int J Cancer 127(1): 172-184
Gallicchio et al. (2008) Am J Clin Nutr 88(2): 372-383
Jeon et al. (2011) Nutr Cancer 63(8): 1196-207

Krebs/Grüntee
Lemarié et al. (2012) Nanomedicine (Lond) August 14, 2012
Boehm et al. (2009) Cochrane Database Syst Rev 3: CD005004
Ahn et al. (2003) Eur J Cancer Prev 12(5): 383-90
Betuzzi et al. (2006) Cancer Res 66(2): 1234-40

Nguyen et al. (2011) Cancer Prev Res (Phila) 5(2): 290-8
Tsao et al. (2009) Cancer Prev Res (Phila) 2(11): 931-41
Johnson et al. (2012) Maturitas 73(4): 280-7
Fritz et al. (2013) Integr Cancer Ther 12(1): 7-24

Krebs/Ketogene Diät
Levy et al. (2012) Cochrane Database Syst Rev 3: CD001903
Chu-Shore et al. (2010) Brain Dev 32(4): 318-22
Jacob et al. (2012) Dtsch Z Onkol 44(3): 109-118
Deutsches Krebsforschungszentrum. Krebsdiäten

Krebs/Kurkuma
Dhillon (2008) Cancer Prev Res (Phila) 4(3): 354-364
Carroll (2011) Clin Cancer Res 14(14): 4491-4499
Epelbaum (2010) Nutr Cancer 62(8): 1137-41
Ide (2010) Prostate 70(10): 1127-33

Krebs/Misteln
Horneber et al. (2008) Cochrane Database Syst Rev 2 (DOI: 10.1002/14651858. CD003297.pub2)
Kienle et al. (2010) Integr Cancer Ther 9(2): 142-57 (Das Institut der Autoren hat für andere Projekte Geld von Weleda, Abnoba und Helixor [Hersteller von Mistelextrakten] erhalten. Die Studie wurde von der Gesell-

schaft für Biologische Krebsabwehr und der Software AG Stiftung finanziert.)

Büssing et al. (2012) Evid Based Compl Alternat Med 2012: 219402 (Die Autoren erhielten finanzielle Unterstützung von Hiscia – Verein für Krebsforschung, einem Hersteller von Mistelextrakt.)

Deutscher Krebsinformationsdienst. Informationen zur Misteltherapie: http://www.krebsinformationsdienst.de/behandlung/mistel.php

Kurzsichtigkeit/Augentraining

Rawstron et al. (2005) J Pediatr Ophthalmol Strabismus 42(2): 82-8 (Review)

Scheiman et al. (2011) Cochrane Database Syst Rev 3: CD006768

Barrett (2009) Ophthalmic Physiol Opt 29(1): 4-25

Handler et al. (2011) Pediatrics 127(3): e818-56

Lebenserwartung/Multivitaminpräparate

Mursu (2011) Arch Intern Med 171(18): 1625-33

Bjelakovic et al. (2012) Cochrane Database Syst Rev 3: CD007176

Bjelakovic et al. (2014) Cochrane Database Syst Rev 1: CD007470

Hagenau et al. (2009) Osteoporos Int 20(1): 133-40 (Epub May 2008)

Migräne/Akupunktur

Linde et al. (2009) Cochrane Database Syst Rev (DOI: 10.1002/14651858. CD007587)

Linde et al. (2009) Cochrane Database Syst Rev (DOI: 10.1002/14651858. CD001218.pub2)

Migräne/Sport

Busch et al. (2008) Headache 48(6): 890-899

Dittrich et al. (2008) Clin J Sport Med 18(4): 363-365

Darabaneanu et al. (2011) Int J Sports Med 32(6): 455-60 (Epub April 6, 2011)

Varkey et al. (2009) Headache 49(4): 563-70

Muskelaufbau/Elektrische Muskelstimulation

Bax et al. (2005) Sports Med 35(3): 191-212

Kemmler et al. (2010) J Strength Cond Res 24(7): 1880-7 (Studie wurde durch einen Hersteller von Ganzkörper-EMS-Geräten [Miha Bodytec] unterstützt)

Monaghan et al. (2010) Cochrane Database Syst Rev1: CD007177

Muskelaufbau/Power Plate

Sitjà-Rabert et al. (2012) Disabil Rehabil 34(11): 883-93

Vissers et al. (2010) Obes Facts 3(2): 93-100

Muskelschwäche Sarkopenie/ Nahrungsergänzungsmittel

Scognamiglio et al. (2005) Gerontology 51(5): 302-8

Solerte et al. (2008) Am J Cardiol 101(11A): 69E-77E

Bischoff-Ferrari et al. (2009) BMJ 339: b3692 (DOI: 10.1136/bmj.b3692)

Sato et al. (2005) Cerebrovasc Dis 20(3): 187-92

Liu et al. (2009) Cochrane Database Syst Rev 3: CD002759

Nahrungsmittelunverträglichkeit/ Glutamat

Zhou et al. (2012) Cochrane Database Syst Rev 6: CD004357

Yang et al. (1997) J Allerg Clin Immunol 99(6 Pt 1): 757-62

Geha et al. (2000) J Allerg Clin Immunol 106(5): 973-80

Tarasoff et al. (1993) Food Chem Toxicol 31(12): 1019-35 (Teilfinanzierung der Studie durch das «International Glutamate Technical Committee», einen Zusammenschluss industrieller Produzenten und Verbraucher von Glutamat für Lebensmittel)

Prawirohardjono et al. (2000) J Nutr 130(4S Suppl): 1074S-6S (Finanzierung der Studie durch das «International Glutamate Technical Committee», einen Zusammenschluss industrieller Produzenten und Verbraucher von Glutamat für Lebensmittel)

Parkinson/Musiktherapie

Bradt et al. (2013a) Cochrane Database Syst Rev 6: CD006908

Bradt et al. (2011) Cochrane Database Syst Rev 8: CD006911

Bradt et al. (2013b) Cochrane Database Syst Rev 12: CD006577

De Dreu et al. (2012) Parkinsonism Relat Disord 18 (Suppl 1): S114-9

Geretsegger et al. (2014) Cochrane Database Syst Rev 6: CD004381

Kamioka et al. (2014) Patient Prefer Adher 8: 727-54

Rheumatismus/Fischöl

Lee et al. (2012) Arch Med Res 43(5): 356-62

Ulbricht et al. (2009) J Diet (Suppl) 6(1): 54-90

Brien et al. (2008) QJM 101(3): 167-79

Rheumatismus/Wilfords Dreiflügelfrucht

Cameron et al. (2011) Cochrane Database Syst Rev 2: CD002948

Liu et al. (2013) Evid Based Compl Altern Med 2013: 410793

IQWiG (2013) http://www gesundheitsinformation.de/ rheumatoide-arthritis.2222.de.html

LV et al. (2014) Ann Rheum Dis April 14, 2014 (http://www.ncbi.nlm.nih.gov/pubmed/24733191)

NIH (2012)
http://nccam.nih.gov/sites/nccam.nih.gov/files/Herbs_At_A_Glance_Thunder_God_Vine_06-19-2012_0.pdf

Rückenschmerzen/Yoga
Sherman (2011) Arch Intern Med October 24, 2011
Cramer et al. (2013) Clin J Pain 29(5): 450-60
Posadzki et al. (2011) Clin Rheumatol 30(9): 1257-1262

Schlaflosigkeit/Hopfen
Salter et al. (2010) Aust Fam Phys 39(6): 433-7 (Review)
Cornu et al. (2010) BMC Complement Altern Med 10: 29 (Studie vom Hersteller des Mittels finanziert)
Maroo et al. (2013) Ind J Pharmacol 45(1): 34-9
Institut für Qualität und Wirtschaftlichkeit im Gesundheitswesen (IQWiG) Schlafprobleme (abgerufen am 1.4.2014)

Schlaflosigkeit/Vollmond
Cajochen et al. (2013) Curr Biol July 23, 2013 (mitfinanziert von Velux)
Röösli et al. (2006) J Sleep Res 15(2): 149-53
Foster et al. (2008) Curr Biol 18(17): R784-R794 (mitfin. von der Daimler-Benz-Stiftung)
Smith et al. (2014) Curr Biol 24(12): R551-2
Cordi et al. (2014) Curr Biol 24(12): R549-50

Schmerzen/Akupunktur
Vickers et al. (2012) Arch Intern Med 10: 1-10
Furlan et al. (2011) Cochrane Database Syst Rev 2005(1): CD001351
Trinh et al. (2010) Cochrane Database Syst Rev 2006(3): CD004870
Manheimer et al. (2012) Cochrane Database Syst Rev 2010(1): CD001977
Linde et al. (2009a) Cochrane Database Syst Rev (DOI: 10.1002/14651858.CD007587)
Linde et al. (2009b) Cochrane Database Syst Rev (DOI: 10.1002/14651858.CD001218.pub2)
Green et al. (2008) Cochrane Database Syst Rev 2005(2): CD005319
Lam et al. (2013) Spine (Phila Pa 1976) 38(24): 2124-38
Deare et al. (2013) Cochrane Database Syst Rev 5: CD007070

Schmerzen/Chili
Derry et al. (2013) Cochrane Database Syst Rev 2: CD007393 (teilweise Verflechtungen der Autoren mit NeuroGSX, Astellas und Qutenza; jeweils Hersteller von Capsaicin-Pflastern)
Derry et al. (2012) Cochrane Database Syst Rev 9: CD010111 (teilweise Verflechtungen der Autoren mit NeuroGSX, Astellas und Qutenza, Herst. von Capsaicin-Pflastern)
Taylor RS (2006) Pain Pract 6(1): 22-6

Schmerzen/Meditation
Esmer et al. (2010) J Am Osteopath Assoc 110(11): 646-652
Morone et al. (2008) Pain 134(3): 310-319
Morone et al. (2009) Pain Med 10(8): 1395-1407
Plews-Ogan et al. (2005) J Gen Intern Med 20(12): 1136-1138
Teixeira (2010) Holistic Nursing Pract 24(5): 277-283
Wong (2009) Hong Kong Med J 15(Suppl 6): 13-14
Zautra et al. (2008) J Consult Clin Psychol 76(3): 408-421

Schmerzen/Schröpfen
Cao et al. (2012) PLoS One 7(2): e31793 (Epub February 28, 2012)
Lauche et al. (2011) BMC Complement Altern Med 11: 63
Kim et al. (2011) Trials 12: 146
Lauche et al. (2013) PLoS One 8(6): e65378

Schmerzen, chronische/Vitamin D
Wepner et al. (2014) Pain 155(2): 261-8
Straube et al. (2010) Cochrane Database Syst Rev 1: CD007771
Schreuder et al. (2012) Ann Fam Med 10(6): 547-55
Goldenberg (2013) In: Greene (ed) UpToDate (abgerufen am 21.11.2013)
Elmadfa (2012) Österreichischer Ernährungsbericht. Bundesministerium für Gesundheit in Zusammenarbeit mit dem Institut für Ernährungswissenschaften, Universität Wien
Busch et al. (2007) Cochrane Database Syst Rev 4: CD003786 (DOI: 10.1002/14651858.CD003786.pub2)
Bernardy et al. (2013) Cochrane Database Syst Rev 9: CD009796 (DOI: 10.1002/14651858.CD009796.pub2)

Schwangerschaft/Kaffee
Silva et al. (2013) Sci Transl Med 5(197): 197ra104
Jahanfar et al. (2013) Cochrane Database Syst Rev 2: CD006965
Maslova et al. (2010) Am J Clin Nutr 92(5): 1120-32
Henderson-Smart et al. (2010) Cochrane Database Syst Rev 1

Schweinegrippe/Tamiflu
Muthuri et al. (2014) Lancet Respir Med 2(5): 395-404 (Studie wurde durch Tamiflu-Hersteller Hoffmann-La Roche finanziert)
Kmietowicz (2014) BMJ 348: g2228
Myles et al. (2014) BMJ 348: g2990
Jones (2014) BMJ 348: g3001
Myles et al. (2014) BMJ 348: g3004
Fry (2014) Lancet Respir Med 2(5): 346-8
Antes et al. (2014) Lancet Respir Med June 16, 2014 (pii: S2213-2600(14)70127-4)

Jones et al. (2014) Lancet Respir Med June 16, 2014 (pii: S2213-2600(14)70126-2)
Leonardi-Bee et al. (2014) Lancet Respir Med June 16, 2014 (pii: S2213-2600(14)70137-7)
Wolkewitz M et al. (2014) Lancet Respir Med June 16, 2014 (pii: S2213-2600(14)70115-8)

Stress/Meditation
Ospina et al. (2007) Evid Rep Technol Assess (Full Rep) (155): 1-263
Chiesa et al. (2010) Psychol Med 40(8): 1239-52
Goyal et al. (2014) JAMA Intern Med 174(3): 357-68
Fjorback et al. (2011) Acta Psychiatr Scand 124(2): 102-19
Black et al. (2009) Pediatrics 124(3): e532-41 (DOI: 10.1542/peds.2008-3434; Epub August 24, 2009)

Thrombose/Kompressionsstrümpfe
Kuipers et al. (2007) PLoS Med 4(9): e290
Aryal et al. (2006) Eur J Vasc Endovasc Surg 31(2): 187-99
Clarke et al. (2006) Cochrane Database Syst Rev 2: CD004002

Übergewicht/Alkohol
Sayon-Orea et al. (2011) Nutr Rev 69(8): 419-31

Übergewicht/Schlafmangel
Cappuccio et al. (2008) Sleep 31(5): 619-26
Magee et al. (2012) Sleep Med Rev 16(3): 231-41
Patel et al. (2008) Obesity (Silver Spring) 16(3): 643-53

Übergewicht/Light-Getränke
Wiebe et al. (2011) BMC Med 9: 123 (einer der Autoren hat in der Vergangenheit Gelder der Pharmafirma Abbott erhalten)
Brown et al. (2010) Int J Pediatr Obes 5(4): 305-12
Fowler et al. (2008) Obesity 16: 1894–1900
Berkey et al. (2004) Obes Res 12(5): 778-88 (zum Teil durch die Firma Kellogg's gesponsert, zum Teil durch öffentliche Forschungszuschüsse)
Blum et al. (2005) J Am Coll Nutr 24(2): 93-8
Johnson et al. (2007) Nutrition 23(7-8): 557-63
Pan et al. (2013) Int J Obes (Lond) 37(10): 1378-85
Tate et al. (2012) Am J Clin Nutr 95(3): 555-63 (finanziert durch Nestlé Waters USA)

Wundheilung/Honig
Jull et al. (2013) Cochrane Database Syst Rev 2: CD005083
Wijesinghe et al. (2009) NZ Med J 122(1295): 47-60 (Mögliche Interessenskonflikte: finanziert durch Hersteller von Manuka-Honig in Neuseeland [Comvita New Zealand Limited])

Zähne/Ölziehen

Asokan et al. (2008) J Ind Soc Pedod Prev Dent 26: 12-7 (Studie finanziert durch Sesamöl-Hersteller [Idhayam Group], Chlorhexidin durch Warren Pharmaceuticals zur Verfügung gestellt)

Asokan et al. (2009) Ind J Dent Res 20: 47-51 (Studie finanziert durch Sesamöl-Hersteller [Idhayam Group], Chlorhexidin durch Warren Pharmaceuticals zur Verfügung gestellt)

Asokan et al. (2011) J Ind Soc Pedod Prev Dent 29(2): 90-4 (Studie finanziert durch Sesamöl-Hersteller [Idhayam Group])

Anand et al. (2008) African J Microbiol Res 2(3): 63-66 (Finanzierung unter anderem durch Hersteller von Sesamöl)

Amith et al. (2007) J Oral Health Comm Dent 1(1): 12-18